女性必知的
乳房保健知識

美乳、豐胸、疾病預防完全手冊

北村珠希 著

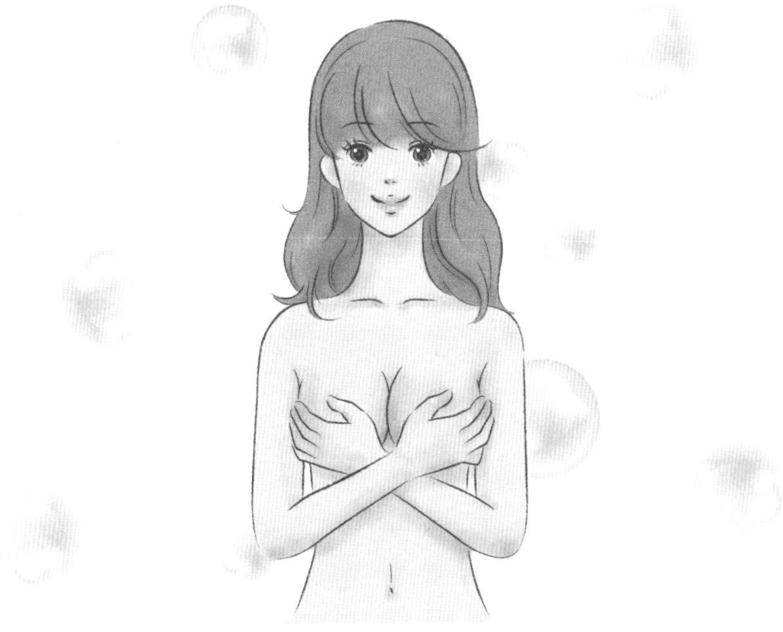

前言

無論幾歲，都能塑造理想美胸！

妳心目中「理想的胸型」是什麼樣子？
尺寸大、觸感柔軟、渾圓堅挺、有彈性……

胸部對女性來說是很特別的部位，
理想胸型雖然因人而異，
希望常保美麗的心情卻是一樣的。

「乳房是由什麼組成的？」
「隨著年紀增加會出現什麼變化？」

了解妳所不知道的胸部相關知識，並調整生活善待雙峰，
是打造理想胸型的第一步。

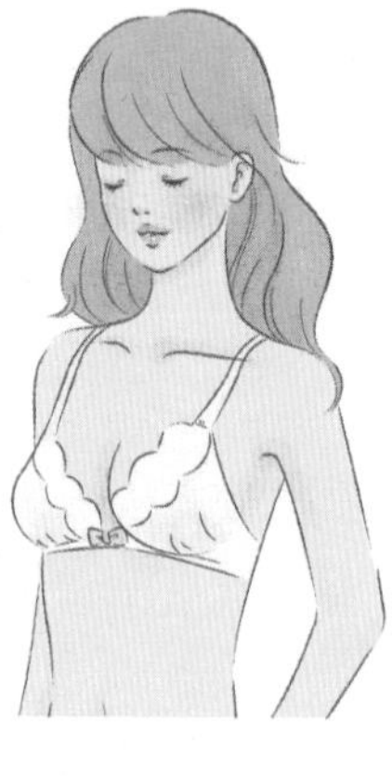

例如，在日常飲食中加入有益胸部健康的料理、
穿著合身內衣、就寢前進行伸展操等等。

沒錯，不是什麼困難的方法，
只要稍微改變生活習慣即可。

其中，也有某些胸部相關的困擾
必須借助手術或接受治療解決。

現在就一起來正確認識較少接觸的乳房美容整形、
相關疾病與預防方法，
打造健康美麗的雙峰吧。

銀座みゆき通り美容外科
北村珠希

目錄

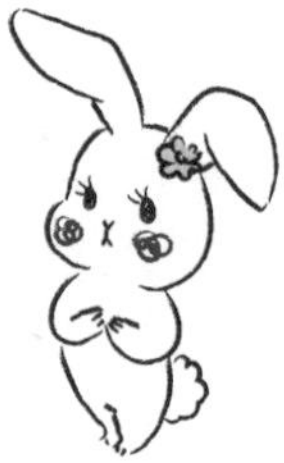

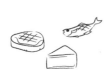

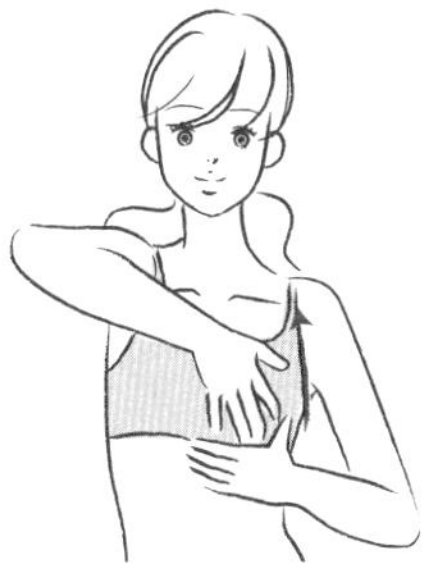

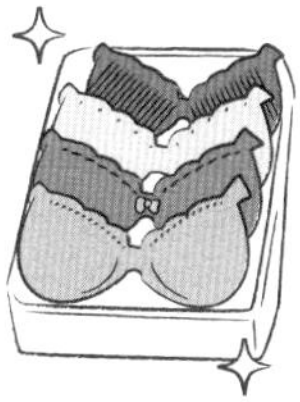

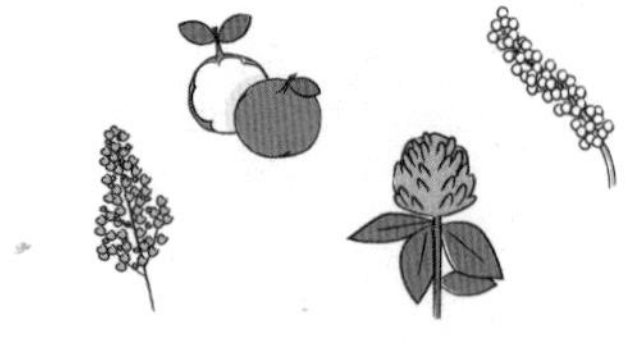

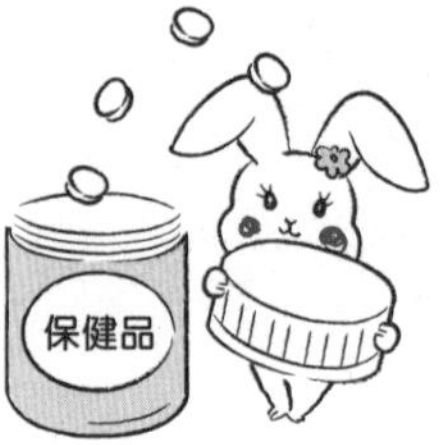
保健品

第3章 預防疾病擁有健康乳房

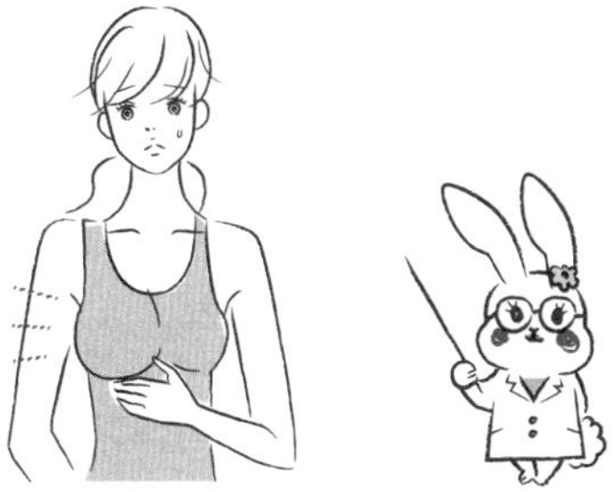

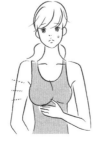

人數最多的是B罩杯

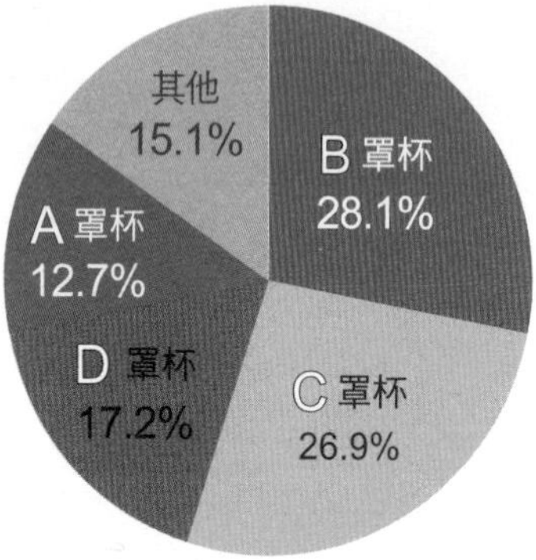

※資料來源：
2015年5月黛安芬日本分公司「內衣認知調查」

多數人的理想尺寸是C罩杯

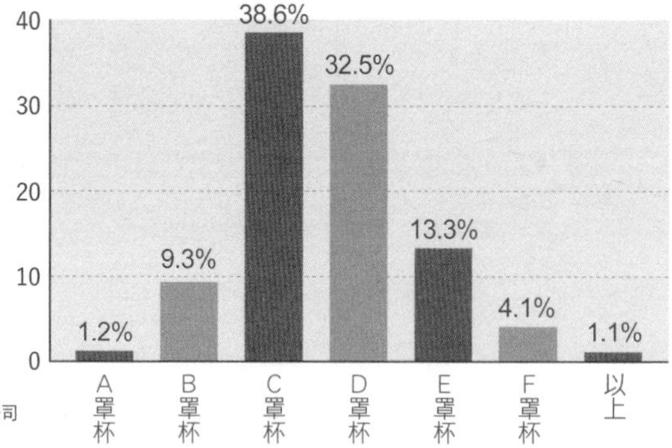

※資料來源：
2015年5月黛安芬日本分公司
「內衣認知調查」

最多人是B罩杯，最理想的是C罩杯

即使是好朋友，也很少會談論彼此的胸部或互相比較。正因為如此，許多人會對於胸部的平均大小煩惱或感到在意。在此列舉出各種與胸部相關的資料提供參考。

大型內衣製造商黛安芬以1303位日本女性為對象進行調查，結果顯示B罩杯的人占28・1%，是最多的。其次依序為C罩杯26・9%、D罩杯17・2%、A罩杯12・7%。

針對「理想的罩杯尺寸」，最多人回答「C」（38・6%），接著是「D」（32・5%）。進一步分析得知，A至B罩杯的人傾向再升級1至2罩杯是最理想的。

大胸排名第1是京都府？小胸則是埼玉縣？

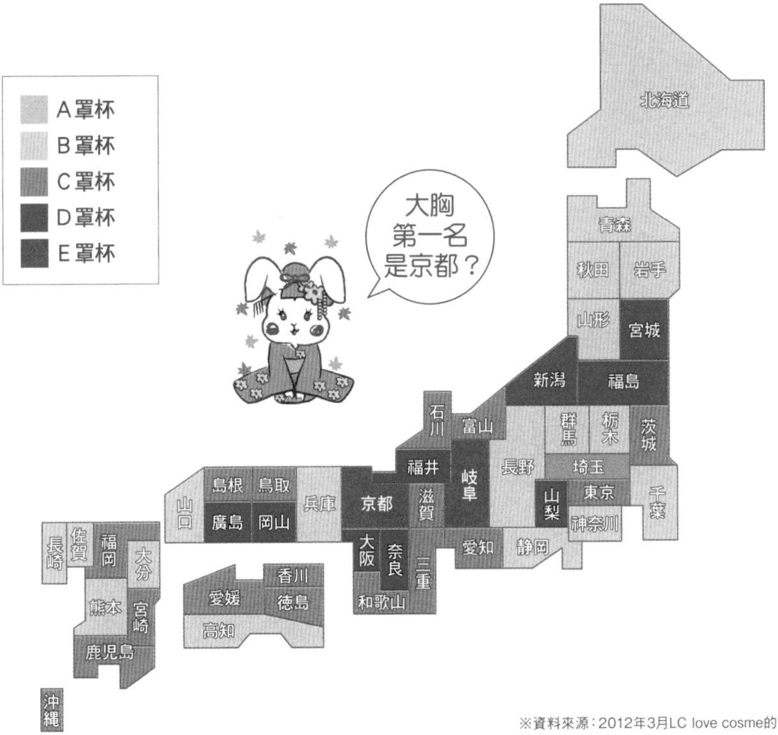
A罩杯
B罩杯
C罩杯
D罩杯
E罩杯
大胸第一名是京都？
北海道
青森
秋田
岩手
山形
宮城
新潟
福島
石川
富山
群馬
栃木
茨城
福井
岐阜
長野
埼玉
島根
鳥取
兵庫
京都
滋賀
山梨
東京
千葉
山口
廣島
岡山
神奈川
長崎
佐賀
福岡
大分
大阪
奈良
三重
愛知
靜岡
香川
愛媛
德島
熊本
宮崎
和歌山
高知
鹿兒島
沖繩

※資料來源：2012年3月LC love cosme的調查

大胸部女生最多的日本縣市是哪一個？

根據美容用品網站所作的日本都道府縣女性罩杯調查結果，人數最多的尺寸（依調查對象的回答）是B罩杯，有18個縣，其次是C罩杯，有17個縣。B與C相加就占了整體近75%。

統計也指出，埼玉縣以A罩杯人數最多，京都府與岐阜縣則是E罩杯居多。

再比較兩者人數，最後由京都府險勝，因而發表了有趣的報告「難道日本大胸部女性最多的地方是京都府？」

此外，在D與E兩罩杯人數較多的中部近畿地區，聽說不少人會在保養時按摩胸部，或許是每天的保養發揮了豐胸的效果。

女性最煩惱的胸部問題是「太小」

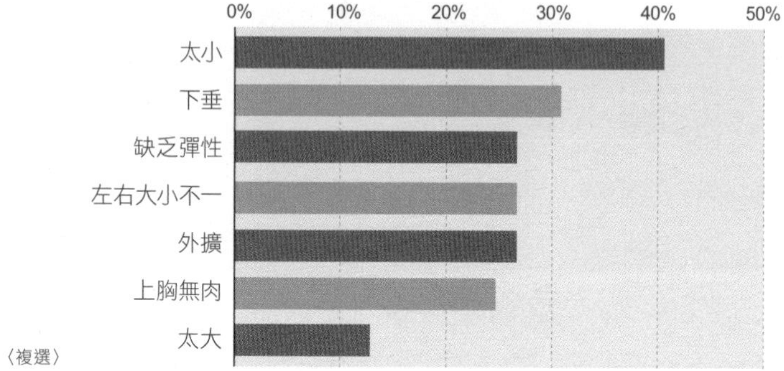

※資料來源：2014年6月華歌爾與寶島社「內衣實況調查」

因為胸大而感到困擾 → 18.7%

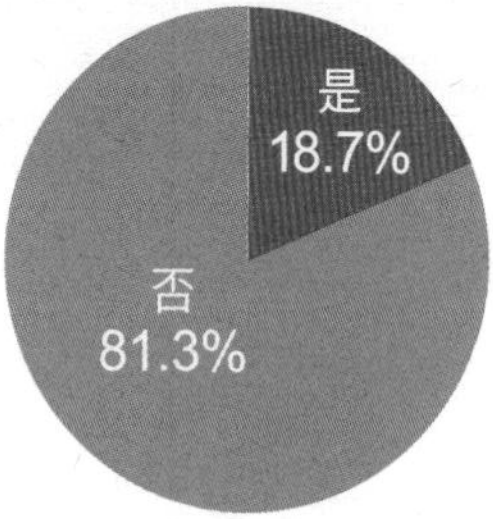

※資料來源：2014年11月黛安芬網路問卷調查

「太大」、「太小」各有各的煩惱

根據內衣製造商華歌爾與發行多本女性雜誌的寶島社聯手調查結果，女性最煩惱的胸部問題是「太小」，下垂等形狀上的困擾則攀升至第二位。

胸部太小或太大都令人煩惱。大型內衣製造商黛安芬以1747名女性為對象的問卷調查結果，有兩成左右的女性因為胸大而感到不便。

此外，D罩杯以上的女性約有四成「希望胸部看起來小一點」。

大胸部的具體煩惱有「看起來胖」、「運動受干擾、會痛、覺得不自在」、「喜歡的衣服穿起來不搭」、「肩頸容易僵硬」等。

初見面時會注意女性哪個部分？

1位	臉	(80.0%)
2位	胸	(78.9%)
3位	打扮	(27.8%)
4位	髮型	(26.7%)
5位	臀部／腿・腳踝・腳掌	(合計18.9%)

〈複選〉

※資料來源：TOKYO ISEA CLINIC「理想女性的外觀・身體」問卷調查

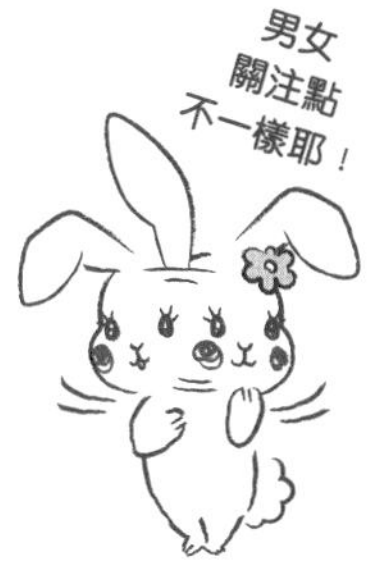

男女
關注點
不一樣耶！

男性對女性胸部最講求「形狀好看」

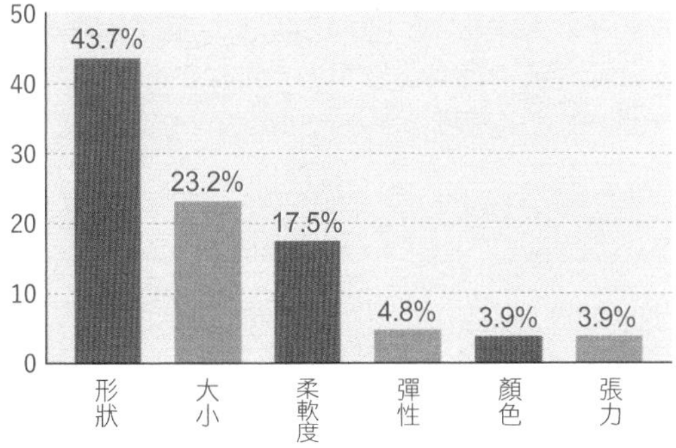

50
40
30
20
10
0
43.7%
23.2%
17.5%
4.8%
3.9%
3.9%
形狀
大小
柔軟度
彈性
顏色
張力

※資料來源：
MYNAVIWOMAN「男性對女性胸部的要求第二名是『大小』，那第一名是？」

胸部並非「愈大愈好」

日本的美容外科診所TOKYO ISEA CLINIC曾經調查20至60歲男性對於女性外在的看法。

對於「初見面的女性你會先注意哪裡？」的問題，最多人回答「臉」，緊追在後的是「胸」。

進一步問到「你認為什麼樣的胸部最理想？」時，最多男性回答「形狀好看」而不是大小，這個結果也許有人覺得意外（參考上圖）。

綜觀前面列舉的資料，雖然有不少女性因胸部太小而煩惱，但大小似乎不是最重要的。因此，不應一味求大，將目標放在打造形狀好看、觸感柔軟、散發魅力的美胸吧！

第1章

胸部的基本知識與常見問題

儘管每天都和自己在一起，
有些關於胸部的事妳其實不知道。
詳加了解，會讓妳更加珍惜自己的胸部。
挑選內衣的方法，
還有懷孕後的變化與哺乳等知識，
也一併掌握吧。

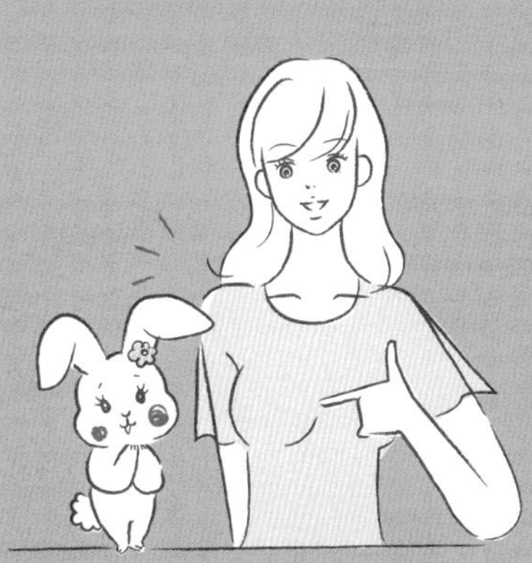

乳房是由什麼組成的？

- 乳房是由大約 90％的脂肪組織，與10％的乳腺組織 組合而成。
- 庫伯韌帶 串接脂肪、乳腺、皮膚與肌肉等，使乳房維持球狀。

乳房的內部構造

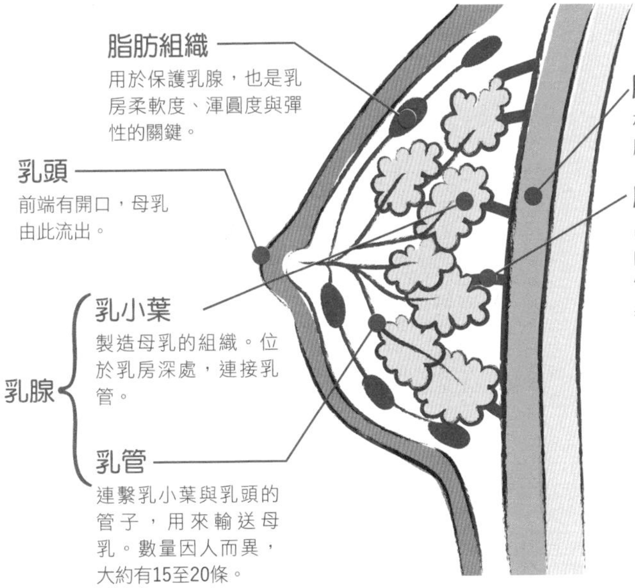
脂肪組織
用於保護乳腺，也是乳房柔軟度、渾圓度與彈性的關鍵。
乳頭
前端有開口，母乳由此流出。
乳腺
乳小葉
製造母乳的組織。位於乳房深處，連接乳管。
乳管
連繫乳小葉與乳頭的管子，用來輸送母乳。數量因人而異，大約有15至20條。
胸大肌
相當於乳房基底的胸部肌肉。
庫伯韌帶
串連與支撐乳腺與脂肪的纖維束。略帶伸縮性，不過一旦鬆弛或斷裂就無法復原。

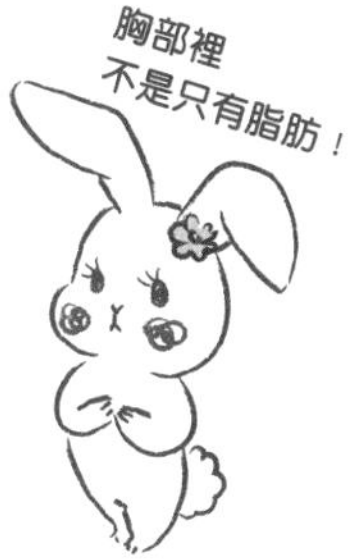
胸部裡
不是只有脂肪！

乳房90％是脂肪，剩下的10％是乳腺

乳房由皮膚、脂肪、乳腺與連結以上三者的庫伯韌帶所組成。

其中脂肪占了九成，填塞於乳腺、皮膚及胸壁之間，也是柔軟觸感的來源。

而負責連接脂肪、乳腺組織、皮膚與胸肌的膠原纖維束，稱為庫伯韌帶（又稱乳房懸韌帶），略具伸縮性，是支撐乳房、維持球狀不可或缺的組織。

製造乳汁的「乳小葉」位於乳房深處，由此延伸的乳管通向乳頭。所謂「乳腺」是乳小葉與整體乳管的總稱。觸摸乳房時感覺較為堅硬的部分就是乳腺。

女性荷爾蒙與乳房有何關係？

・女性荷爾蒙主要由卵巢分泌，有雌激素與黃體素兩種。

・雌激素促使乳腺增加，黃體素促進乳腺發達。

女性賀爾蒙的作用

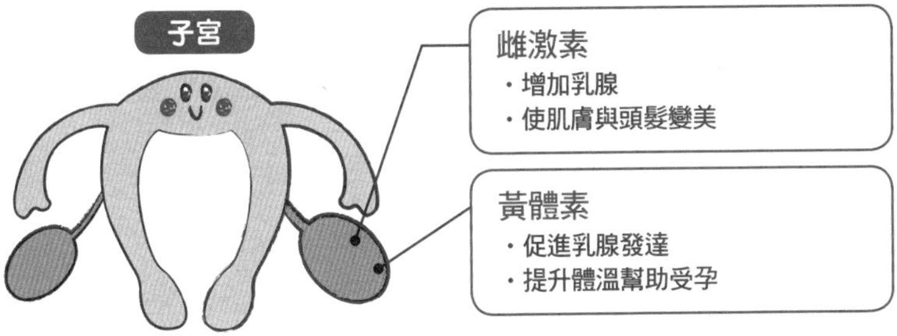
子宮
雌激素
・增加乳腺
・使肌膚與頭髮變美
黃體素
・促進乳腺發達
・提升體溫幫助受孕

■生理前為什麼乳房會發脹？

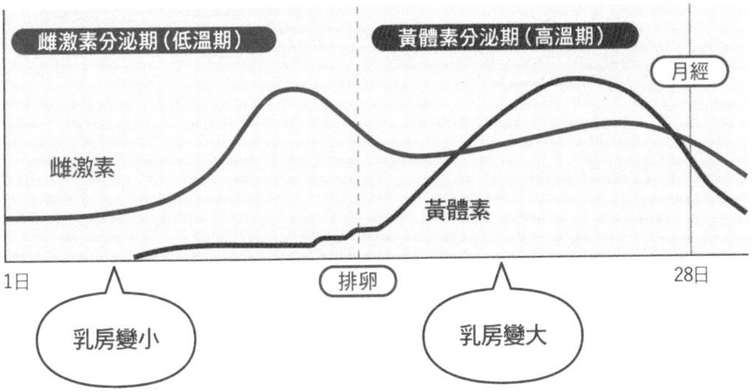
雌激素分泌期（低溫期）
黃體素分泌期（高溫期）
月經
雌激素
黃體素
1日
排卵
28日
乳房變小
乳房變大

排卵後到月經開始的這段期間，因為黃體素增加，乳房會脹大。月經結束即恢復原狀。

女性荷爾蒙是什麼？

卵巢會分泌兩種女性荷爾蒙，一種是有美麗荷爾蒙之稱的「雌激素」，對美肌與美髮有幫助，具有維持女性化體態的作用。

雌激素可促進乳腺增殖，所以和乳房也有關係。當乳腺增加，用來守護乳腺的脂肪量也隨著增多，讓胸部更為豐挺。

另一種是「黃體素」，有促進乳腺發達的功能。最容易理解的是月經要來之前胸部會脹脹的，原因是這個時期黃體素會增加，使胸部變得比平常大。

由以上可知，女性荷爾蒙與乳房息息相關，如果要塑造美胸，維持女性荷爾蒙的平衡至關重要。

乳房有所謂「正確位置」嗎？

・沒有正確位置，但是有使胸型看起來美麗的黃金比例。

・黃金比例是指鎖骨中心與左右乳頭連成正三角形。

使胸部看起來美麗的黃金比例！

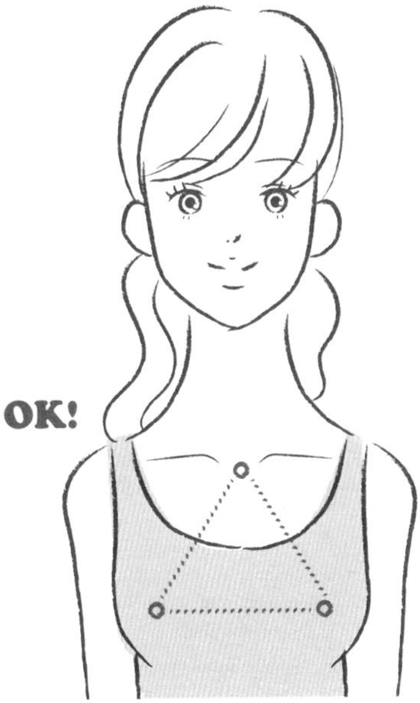

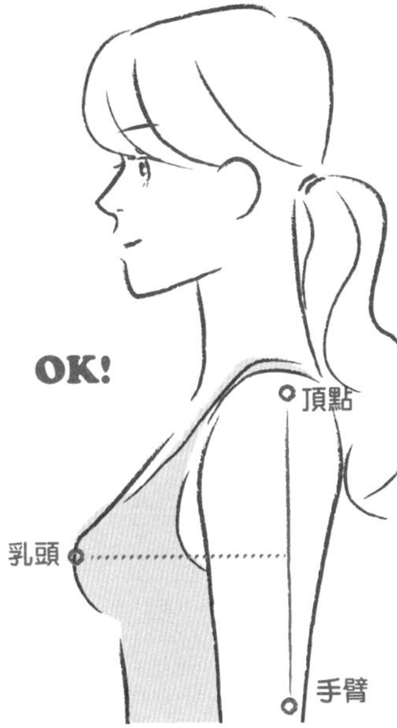

❶ 鎖骨正中心與左右乳頭三點連起來呈正三角形。

❷ 左右乳頭在肩膀與手肘連線的正中間。

理想的位置是三點連成正三角形

不只是形狀與尺寸，乳房的生長位置也因人而異，無所謂「這個位置才對」。倒是有看起來均衡、美麗的黃金比例，即理想的位置。

①鎖骨正中心與左右乳頭，三點連起來呈正三角形。

②左右乳頭落在肩膀與手肘連線的正中間。

當庫伯韌帶鬆弛或胸部周邊肌肉萎縮，導致胸部下垂，就會脫離這個黃金比例。

先對著鏡子自我檢查三點連線後是什麼樣的三角形，第2章會介紹能夠有效趨近正三角形的美胸操等。

胸部的形狀因人而異嗎？

・從側面看胸部，形狀各具特色。
・可區分成碗型、盤型、金字塔型等六大類。

妳喜歡哪一型的胸部呢？

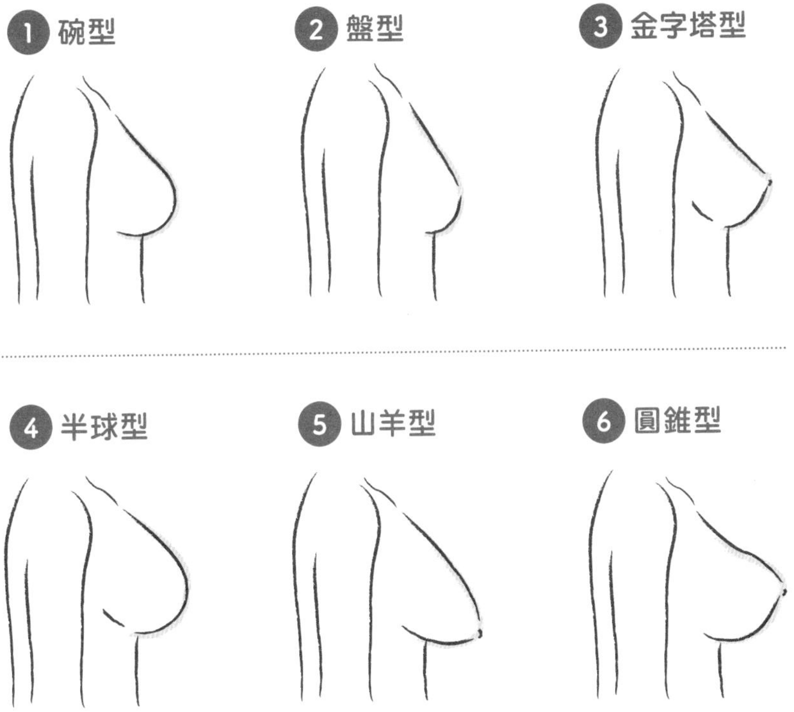
1 碗型
2 盤型
3 金字塔型
4 半球型
5 山羊型
6 圓錐型

胸部的形狀分成六大類

胸部依形狀一般分成六大類。

①碗型：並非指尺寸，而是形狀呈圓錐型，上下隆起部分均等。

②盤型：如同盤子倒扣在胸上的形狀，突起不高。

③金字塔型：顧名思義是像金字塔般的三角形。

④半球型：上下飽滿隆起，宛如切成一半的球。

⑤山羊型：整體缺乏張力而下垂，形似山羊的長乳房而得名。

⑥圓錐型：歐美女性常見的胸型。特徵是乳房底部不大，微微向上挺。也稱為火箭型。

妳的胸部是哪一型呢？

胸部會發育到幾歲？

- 多數女性在二十歲左右迎接成長高峰。
- 只不過發育時期各有不同，有人過了二十歲還會大上一、二個罩杯。

胸部的發育階段

初潮前一年以上　**初潮前後**　**初潮後一年以上**

1 芽苞狀凸起　**2 隆起**　**3 聳立變圓**

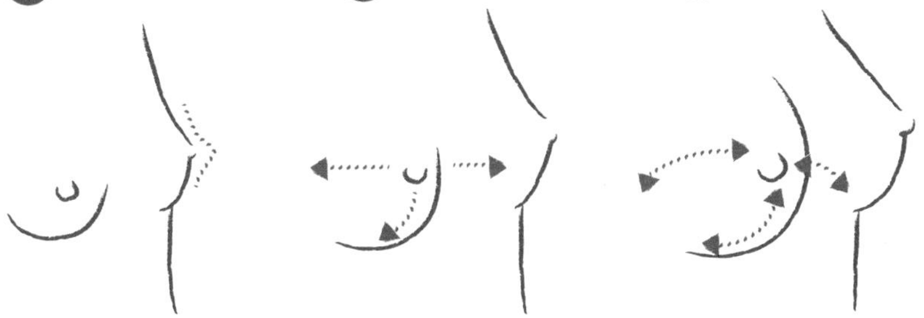

乳頭周圍微微凸起　橫向隆起，慢慢變硬。　隆高成立體球形

初經前一年以上開始發育，約二十歲迎向成長巔峰，成為柔軟球形。

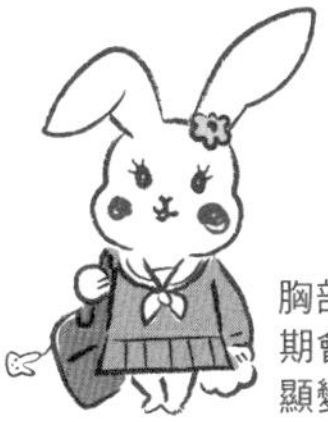

胸部在青春期會發生明顯變化

參考／「華歌爾人類科學研究所」網站

從初潮前開始成長至二十歲左右完成

女性胸部的形狀與硬度會隨著成長改變，逐漸隆起，成為立體球狀。小女生大約在初潮（第1次月經）來前一年以上會開始出現變化，乳頭周圍微微隆起，到了初潮前後隆起部分慢慢朝旁邊擴展。

初潮過了一年以上，胸部會生長得更立體。此時因脂肪仍少，觸感會較硬。有些人的胸部會在短時間內一下子隆起變大，也有人伴隨刺刺麻麻的成長痛。

在女性荷爾蒙分泌最旺盛的二十歲左右，胸部也迎向成長高峰。然而成長速度各有差異，有人過了二十歲罩杯才又大了兩號。希望胸部變大，請參考第2章的豐胸體操與營養等說明。

胸部下垂是如何形成的？

・下垂的過程是上胸消瘦變薄→乳頭朝下→整個乳房下垂。

・也有人早在二十多歲就出現下垂狀況。

胸部下垂的過程

1 上胸變薄　**2 乳頭朝下**　**3 整體下垂**

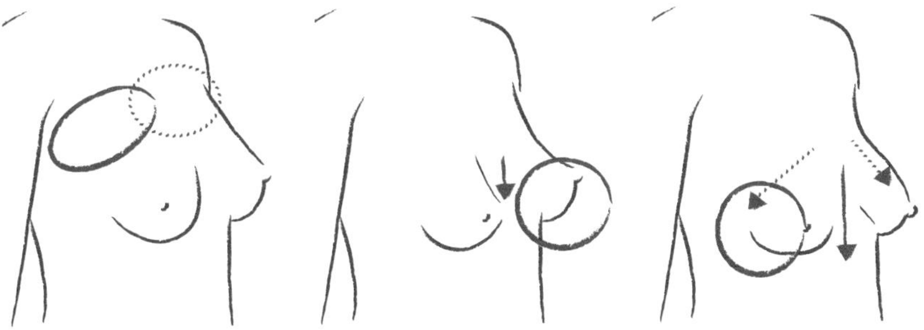

上胸無肉，份量縮水。乳房脇邊的脂肪變薄。

乳房下方翹曲變形，乳頭朝下。

外擴，朝左右分離，整個胸部下垂。

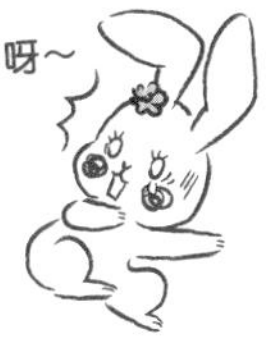

參考／「華歌爾人類科學研究所」網站

胸部是這樣開始下垂的

年輕堅挺的胸部會隨著年齡的增長逐步下垂。了解下垂的過程與自己正處於哪個階段，才能給予必要的照護。

胸部下垂分成三個階段：

①胸部上方的肉變薄。
②乳頭朝下。
③兩邊乳房朝外分離，整個下垂。

無論尺寸大小，胸部下垂的過程都是一樣的。而之所以出現這些變化，原因有年紀增加、體重急遽增減、懷孕、哺乳及激烈運動等，導致庫伯韌帶與皮膚鬆弛。雖有個別差異，但最快有約二十多歲就開始「走下坡」，由此可知及早保健的重要性。

乳暈與乳頭的平均尺寸是多少？呈現茶色是正常的嗎？

- 日本人的平均尺寸＝乳暈直徑約3・5cm，乳頭直徑約1cm。
- 許多人的乳暈及乳頭是茶色或焦茶色。

乳暈與乳頭的平均尺寸

大小

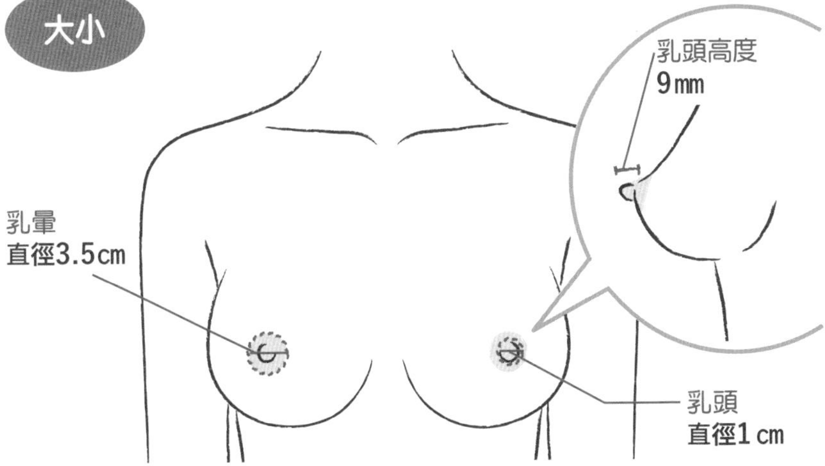

顏色

乳頭與陰部黑色素活動旺盛，不少人呈現茶色至焦茶色。其他還有葡萄乾色、咖啡牛奶色、巧克力色，草莓牛奶色等，各式各樣。皮膚黑的人乳頭顏色有偏深的傾向。

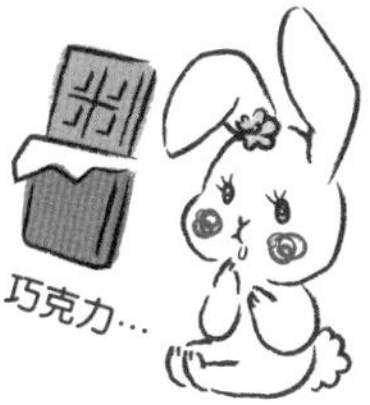

大小及顏色可說是千差萬別

由於乳房不像身高，很少人會相互比較，所以有人會暗自煩惱「我的乳暈和乳頭，不知道大小、顏色正不正常？」

日本女性的乳暈直徑約3．5㎝，乳頭直徑約1㎝，高約9㎜，但這只是平均值，**實際上個別差異很大**。

如果乳頭下陷或乳頭過大，有時會無法順利哺乳。慎重起見，最好到婦科、整形外科或美容外科等就診。

乳頭顏色呈淺茶色是很正常的。乳頭與陰部黑色素活動旺盛，容易變成茶色，和有沒有性經驗無關。要是感到在意，可考慮請美容外科開立淡化色素的藥膏等方法（詳情參閱110頁）。

胸部大概有多重？

・以日本人最常見的B罩杯為例，左右加起來約447g。

・換成水果與蔬菜秤秤看，更容易理解。

如果將胸部的重量換算成水果或蔬菜……

A 罩杯 約326g

1顆中型蘋果

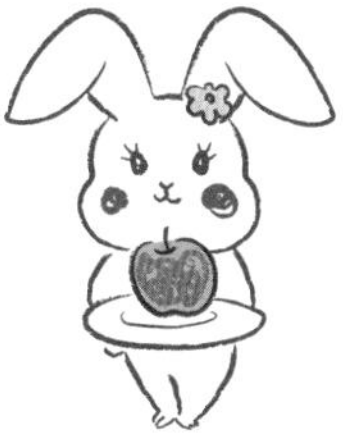

B 罩杯 約447g

3個中型馬鈴薯

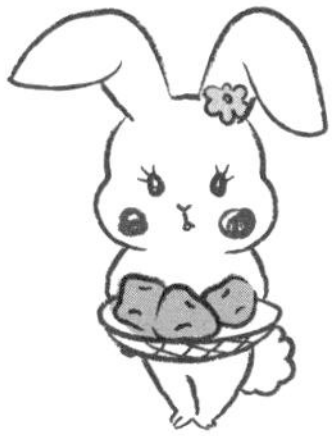

C 罩杯 約531g

1根帶葉子的玉米

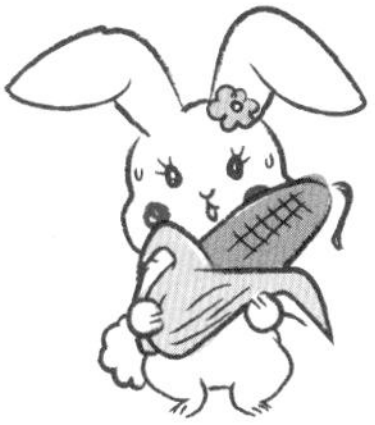

D 罩杯 約758g

2顆葡萄柚

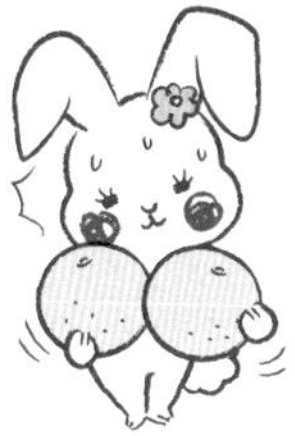

E 罩杯 約1006g

1顆小型鳳梨

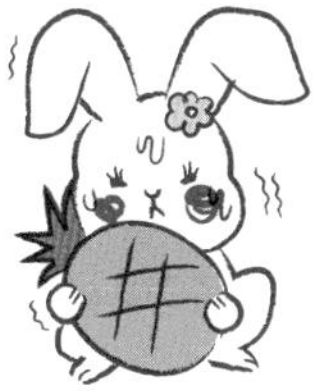

F 罩杯 約1180g

1顆小型哈蜜瓜

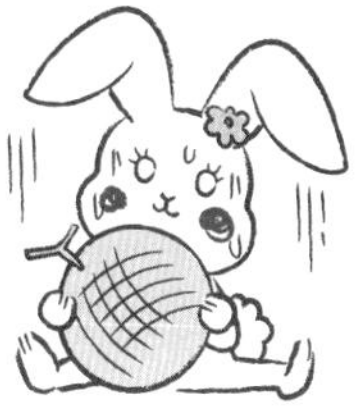

C罩杯以上多數人就會覺到「重」

在全美販售高人氣無痕內衣（無鋼圈、無鉤釦、無接縫）的電視購物研究所，就乳房的平均重量進行調查。從測量左右胸的容積，導出以下的資料。

★兩胸合計的平均重量

A罩杯……約326g
B罩杯……約447g
C罩杯……約531g
D罩杯……約758g
E罩杯……約1006g
F罩杯……約1180g

試著換成等重的水果或蔬菜，結果如上圖所示。

在同一調查中，C罩杯以上的女性，有76．6%回答「覺得自己的胸部好重」。只要想像一下隨時隨地都帶著等重的水果，就不難理解這個結果。

胸部太重導致肩頸僵硬，有解決方法嗎？

- 將身體挺直不駝背，促進肩頸的血液循環。
- 穿著肩帶與後片加寬的全罩杯內衣。

讓身體記住肩頸不僵硬的姿勢

三個重點

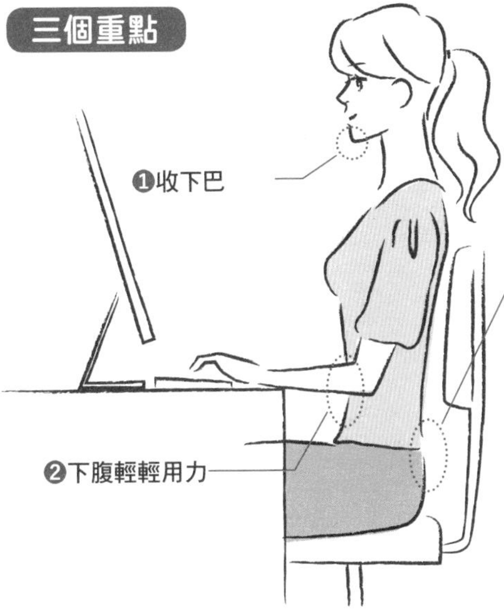

❶收下巴
❸骨盆確實立起
❷下腹輕輕用力

站立時也要注意這三點

這樣的內衣很適合！

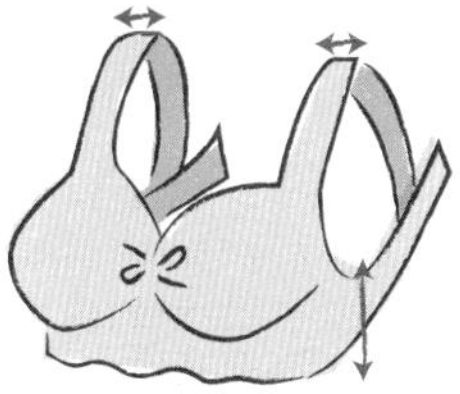

・肩帶與後片加寬
・完整包覆整個胸部的全罩杯

光是頭＋胸就重達5～6kg

A至F罩杯的胸部，重量在300g到1kg之間，人的頭部大約5kg重。對於頭與胸部的肩頸肌肉來說，胸部愈豐滿，負擔當然就愈大。

為了不讓胸部太醒目，有人會習慣駝背，結果導致肌肉僵硬、血液循環變差，疲勞物質容易堆積在肌肉中。

要消除駝背帶來的肩頸痠痛，首先應該保持避免造成肩頸負擔的姿勢。只要遵守圖中的三個重點，許多人都能獲得改善。

此外，穿著肩帶與後片加寬、完整包覆整個胸部的全罩杯內衣，也能分散肩膀承受的重量，使肩膀不易僵硬痠痛。

「搓揉會變大」、「吃炸雞可以豐胸」……這是真的嗎？

・只按揉表面的脂肪，胸部不會變大。

・「炸雞豐胸」一說，好像是從寫真明星間傳開的。

令人在意的豐胸傳聞！

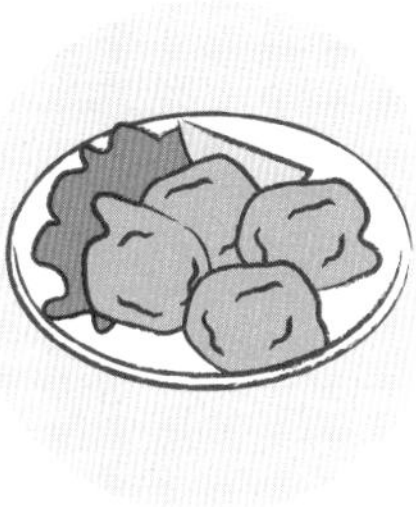

據傳某位寫真女星很喜歡吃炸雞，結果罩杯由C跳升到F。

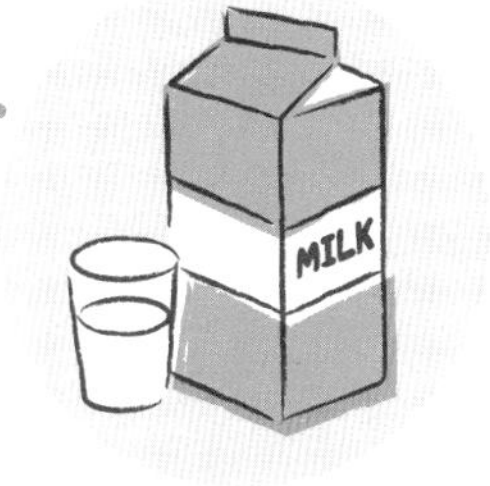

巨乳寫真女星曾推舉牛奶是對提升罩杯有效的食物。

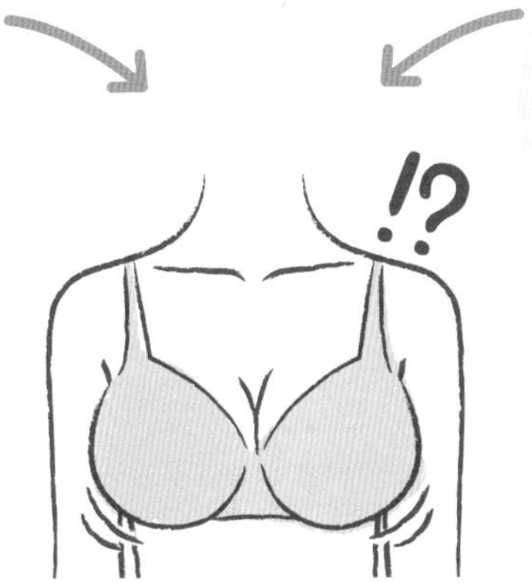

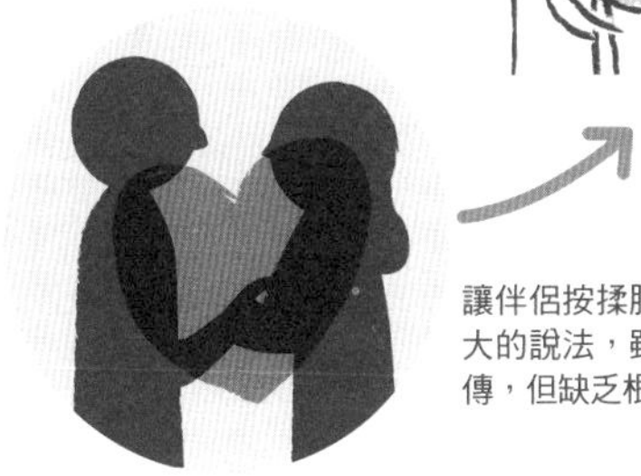

讓伴侶按揉胸部會變大的說法，雖廣為流傳，但缺乏根據。

一些豐胸的方法是真的嗎？

有關豐胸的各種傳聞，讓人懷疑是不是真的。

就舉「讓伴侶按揉胸部可以變大」的傳說為例。鬆開胸部基底的胸大肌，帶動血液循環與淋巴流動，的確對提升胸部尺寸有幫助。但如果只是使勁按揉胸部表面，也可能造成庫伯韌帶受傷。

想要促進胸部發育，需連同胸大肌一起按摩才有效（詳情參閱67頁）。

至於「吃炸雞豐胸」的說法，似乎是從寫真女星之間流傳開的。吃炸雞會增加脂肪，可能讓罩杯升級，但直接的關聯尚不清楚。

壓力會對胸部帶來負面影響嗎？

- 壓力是讓胸部變小的原因之一。
- 及早辨識容易輕忽的壓力訊號。

以下狀況是身體感受到壓力的訊號

□ 早上爬不起來
□ 睡不好
□ 容易疲勞
□ 疲勞難以消除
□ 頭重、頭痛
□ 肩頸僵硬
□ 拉肚子或便秘
□ 月經不順
□ 肌膚粗糙
□ 體重減輕、增加

□ 因小事焦躁不安
□ 極易情緒化
□ 莫名感到不安，悶悶不樂
□ 不明所以的憂鬱
□ 缺乏自信
□ 總是心情低落、焦慮
□ 無法集中精神
□ 懶得與人交談
□ 覺得外出很麻煩

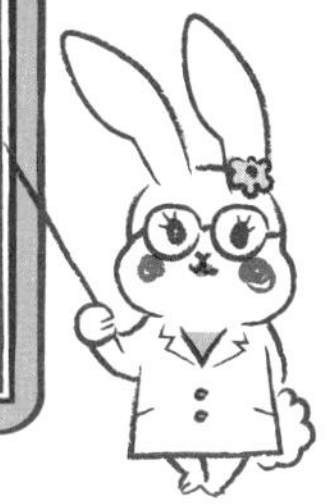

參考／「最新版女性醫學百科」（主婦之友社）

壓力會破壞荷爾蒙平衡

所謂壓力是外部刺激引發的身心反應與變化。

一旦長期承受強大壓力，**會對調整荷爾蒙功能的腦視丘下部造成不良影響**，容易引起生理不順或閉經。

當荷爾蒙平衡被打亂，胸部的健康與美觀也將遭受波及。**女性荷爾蒙分泌不足，維持乳房尺寸的乳腺衰退**，胸部很快就變小了。

壓力的生成原因很多，在懷孕、生產、養育兒女等女性特有的生命階段，可說較易受壓力影響。當出現上表列舉的訊號時，請讚美或犒賞自己一番。

怎麼穿可以讓胸部看起來比較大？

- 利用胸前有裝飾的上衣提升胸部份量。
- 活用強調下胸圍與上胸圍高低差的款式或穿搭方式。
- 選擇質地柔軟的厚布料。

讓罩杯看起來大一號的穿衣魔法

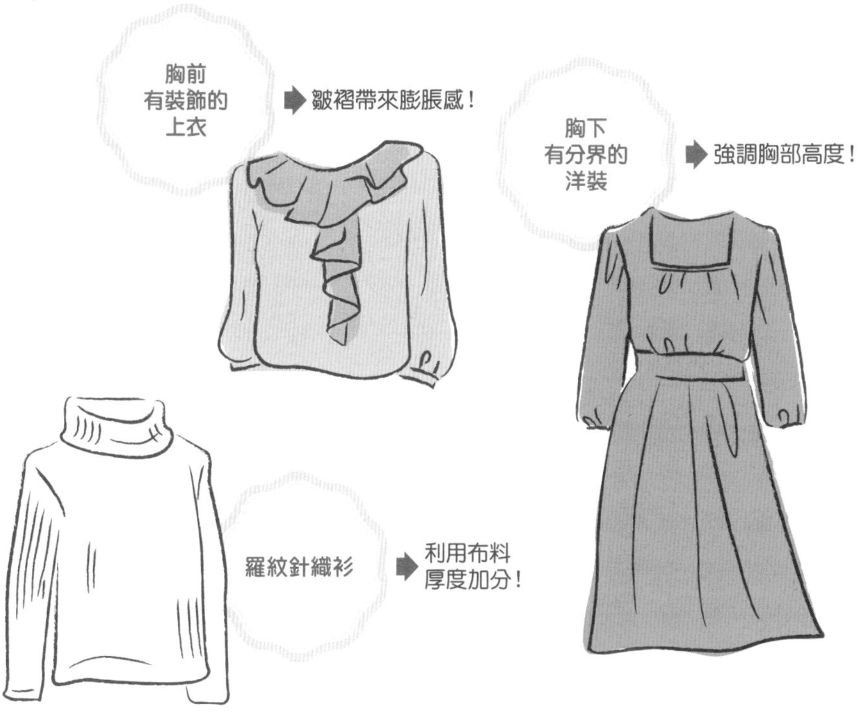
胸前有裝飾的上衣
皺褶帶來膨脹感！
胸下有分界的洋裝
強調胸部高度！
羅紋針織衫
利用布料厚度加分！

選對衣服有放大胸部的效果！

在此介紹三個讓胸部看起來比較大的穿衣技巧。

①胸前有設計的上衣。

皺褶或蕾絲會增加胸前份量，呈現立體感。若是上衣款式簡單，搭配設計顯眼的項鍊也能發揮同樣的效果。

②強調上下胸圍的高低差。

胸部下方有分界的上衣或連身裙，能突顯胸部高度。把上衣紮進下身的褲或裙，拉高腰線的位置也是一個穿搭要領。

③選擇厚材質。

冬天挑選凹凸多的羅紋針織，夏天選柔軟的夏日針織，利用布料的厚度營造胸部份量感。暖色系效果更佳。

怎樣穿胸部才不會那麼突出？

- 以收縮色讓胸前看來簡潔。
- 利用露出鎖骨的V字領轉移胸部的視線。
- 直條紋有混淆視覺的效果。

讓胸部看起來比較小的穿衣技巧

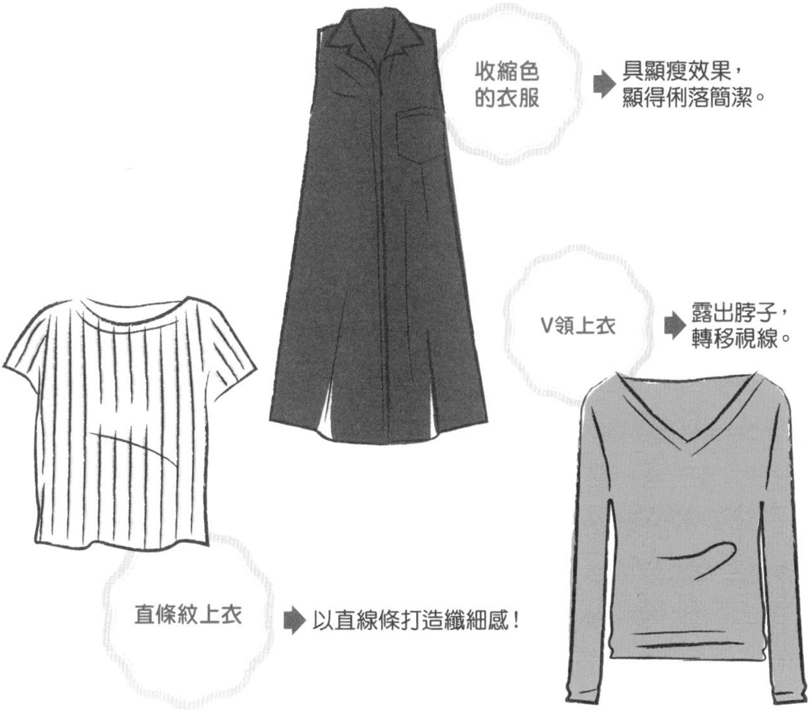
收縮色的衣服
具顯瘦效果，顯得俐落簡潔。
V領上衣
露出脖子，轉移視線。
直條紋上衣
以直線條打造纖細感！

顯胖是煩惱的根源

有些大胸女性會有「想要避開會突顯胸部的衣服」、「不希望胸大看起來胖」等煩惱。在此介紹有縮胸效果的穿衣要領。

①挑選黑色、藏青、茶色與卡其等收縮色。

收縮色有顯瘦效果。若偏好白色、粉紅色或奶油色等膨脹色，可以應用於下半身或小配件上。

②適合V領上衣。

將視線誘導到露出來的脖子與鎖骨，胸部就不會太搶眼。搭配短項鍊更能轉移視線。套頭會強調胸部，出局！

③選擇直條紋。

強調縱向線條營造視線錯覺。相反的，橫條紋會讓身體看起來變寬。

瘦身會讓胸部跟著變小嗎？

・缺乏營養的瘦身方式，胸部會因為脂肪與乳腺減少而縮小。

・運動時要將胸部確實固定，避免因搖晃而燃燒胸部脂肪。

瘦身兼豐胸的重點

飲食

早：中：晚＝5：3：2

三餐中早餐份量最多，晚餐量少，並極力避開碳水化合物。

建議食材

會轉化為乳房的脂肪

高蛋白質食物

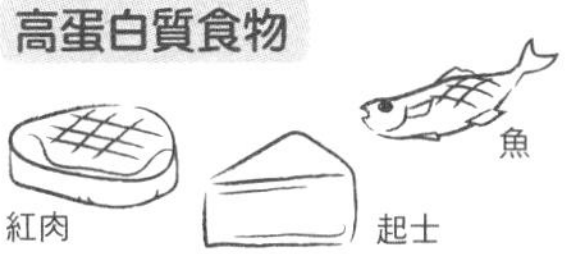

作用與女性荷爾蒙相似

大豆製品

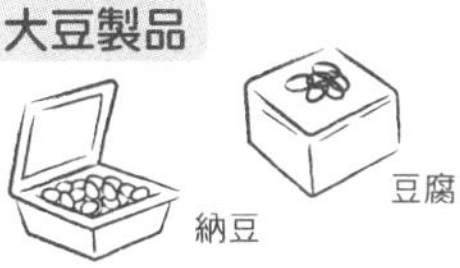

瘦身中仍需確實攝取大豆製品蛋白質。其中又推薦含左旋肉鹼（L-Carnitine）的羊肉與紅肉，可順利燃燒脂肪。

運動

務必穿著運動內衣

胸部晃動會提高溫度，容易燃燒脂肪，盡可能避免搖晃。

運動前不可按摩胸部

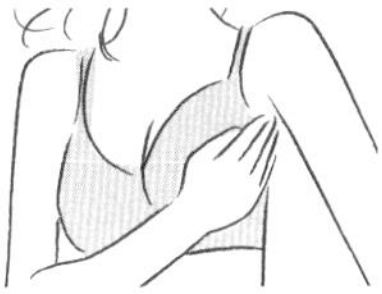

運動前按摩會促進血流，燃燒胸部脂肪，所以是NG作法。

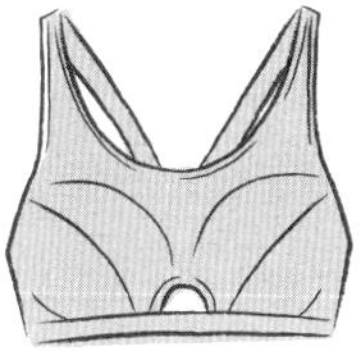

也能防止變形

持續攝取蛋白質並調整三餐份量

只吃青菜之類的偏食行為，將造成有益胸部發育的蛋白質攝取不足，女性荷爾蒙分泌變差。

最適合補充蛋白質的食物有牛肉和羊肉等紅肉，以及魚和蛋等。另外，大豆所含的大豆異黃酮，作用類似女性荷爾蒙，也是需積極攝取的食材。

要一邊瘦身一邊讓胸部變大，最重要的是在三餐份量上下功夫，而不是大幅減少一天的食量。理想作法是維持「早餐5：中餐3：晚餐2」的平衡。

還有，運動時不要穿平時的內衣，改穿運動內衣降低胸部晃動。晃動會讓溫度上升，燃燒掉胸部脂肪，導致下垂。

激烈運動對胸部不好嗎？

・慣性晃動會造成庫伯韌帶鬆弛，胸部下垂。

・摩擦肌膚會導致乳頭與皮膚變粗糙。

配合運動強度挑選內衣

款式及尺寸因品牌而異，以下資料為參考基準，實際購買時請向店員進一步確認。

●運動強度與運動用內衣種類

運動強度	運動	內衣款式
強	跑步、打網球等	硬式
中	高爾夫、輕舞蹈等	一般款
弱	散步、瑜伽等	軟式

可於內衣品牌、運動品牌及運動內衣品牌等購買。各品牌的使用感不同，請依個人喜好挑選。

運動強度
強

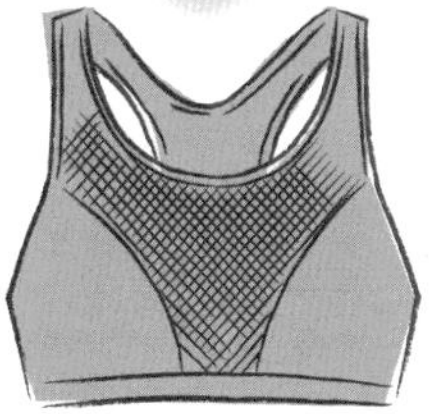

將晃動控制在最小限度的最佳結構。肩胛骨能自由活動的Y字造型。

運動強度
中

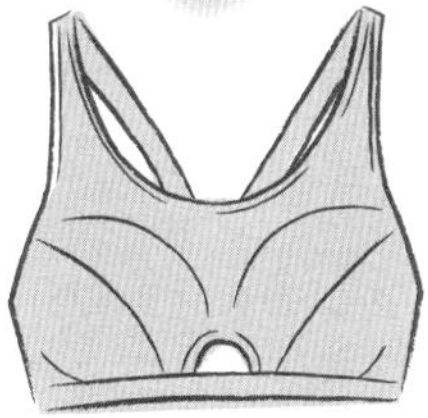

能柔軟因應身體扭動，中心位置開小洞，透氣性佳。

運動強度
弱

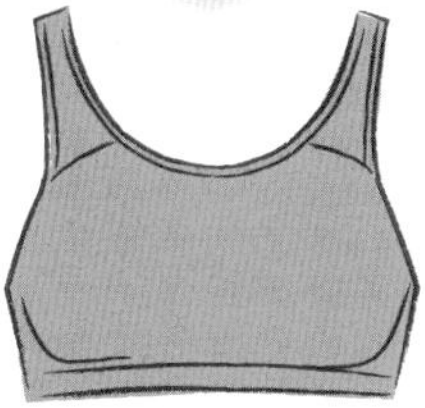

適合健走等長時間步行，或是騎腳踏車等運動。

穿上運動內衣 減輕搖晃

跑步時胸部會上下左右畫弧線般晃動，所以穿著一般內衣進行慢跑等運動是很不恰當的，易造成支撐胸部的庫伯韌帶受損鬆弛。

此外，激烈運動時若胸部與內衣產生摩擦，也可能造成乳頭受傷或皮膚粗糙，務必要換上運動內衣。

運動內衣不僅能固定乳房，還具備抑制搖晃、減輕身體負擔的作用。加上透氣性佳不易悶熱，可有效預防皮膚變得粗糙。

購買時建議試穿再選擇合身尺寸。若不知如何選擇，挑選稍小尺寸比較不易失敗。

內衣的尺寸是怎麼測量的？

・以上胸圍減去下胸圍的數值換算罩杯尺寸。

・罩杯尺寸後面的數字代表下胸圍。

內衣尺寸的測量方法

●上胸圍與下胸圍的位置

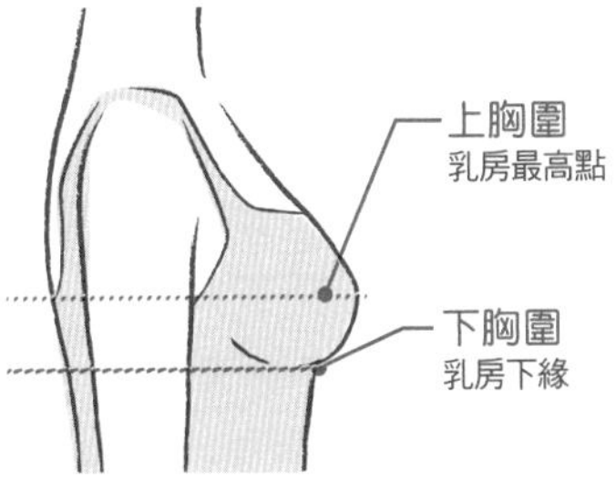

在接近裸身的狀態下測量。測量上胸圍時，較豐滿或朝下的胸部請提起來量。

●罩杯的算法

上胸圍與下胸圍的差距（cm）	罩杯
7.5	AA
10.0	A
12.5	B
15.0	C
17.5	D
20.0	E
22.5	F
25.0	G
27.5	H
30.0	I

舉例

上胸圍 86cm － 下胸圍 71cm ＝ 差距 15cm ➡ C 罩杯

尺寸參考基準 C 70
罩杯尺寸 下胸圍

●下胸圍的算法

下胸圍的範圍（cm）	尺寸
62.5～67.5	65
67.5～72.5	70
72.5～77.5	75
77.5～82.5	80
82.5～87.5	85

參考／「內衣基本知識」華歌爾網站

以上下胸圍的差距決定罩杯尺寸

上胸圍是由乳房最高點水平環繞身體一圈的長度，下胸圍則是從乳房下緣水平環繞身體一圈的長度。測量後以兩者相減得出的數字來確定罩杯數。

舉例來說，若上下胸相差約10cm公分是A罩杯，若差12.5cm就是B罩杯，依此類推。

內衣在標示尺寸時，會在罩杯尺寸後面加上一個數字，此數字代表下胸圍，例如「A70」。下胸圍介於67.5至72.5之間皆會以70標示（參考上方表格「下胸圍的算法」）。

若擔心自己無法準確測量，可請店員幫忙，但生理期胸部容易脹大，最好避開。

塑造美麗胸部的內衣在選擇上有何訣竅？

・首先是穿上能形塑乳房底緣弧線的內衣。

・接著換成能將胸部集中的內衣。

確立乳房底緣弧線

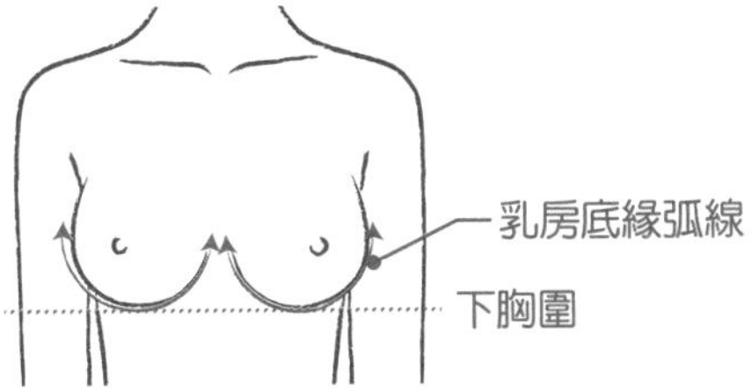

什麼是乳房底緣弧線

乳房底部開始隆起的位置，不同於下胸圍。如果這條弧線模糊不明確，胸部的肉推向腹部或脇邊，胸部就會變小或變形。

Step 1
以全罩杯內衣打造基底

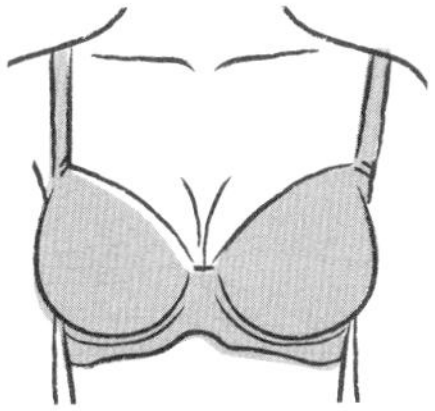

在乳房底緣弧線尚未確立時，最適合穿著支撐力強、將胸部肉集中的全罩杯內衣。

Step 2
縮短左右罩杯距離將胸部靠攏

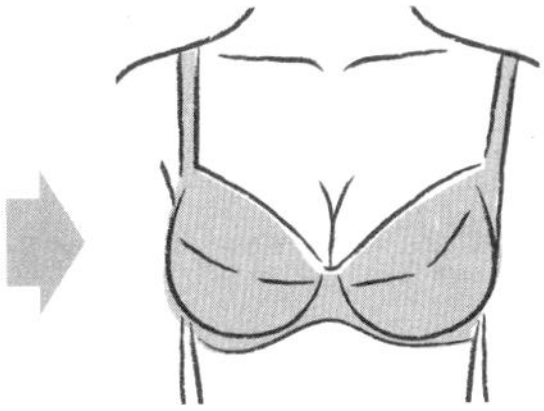

確立好乳房底緣弧線，接著改穿左右罩杯距離短的內衣，製造乳溝。

Step 3
現在可以換上設計美麗的內衣了♡

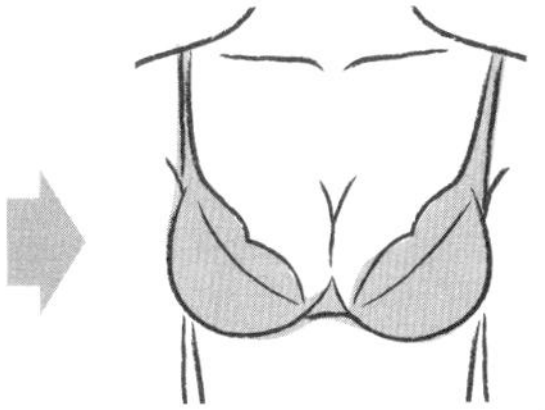

展現出胸部高度與份量後，就可以換上美觀富設計感的內衣。

約有九成女性選錯內衣

內衣大廠華歌爾以109位20到49歲的女性為調查對象，結果發現穿著合身內衣者僅占一成左右。

雖然大約有50人穿對尺寸，但其中七成偏離乳房底緣弧線，並不貼合胸形※。

為了塑造漂亮的胸部，選擇內衣要有訣竅。首先是挑選將脂肪集中於乳房，確立乳房底緣弧線的內衣。大約穿三個月，讓跑到腋下等處的胸部肉回到原處。

接著是改穿將胸部脂肪向中間聚攏與製造乳溝的內衣。形狀打造完成，就能換上設計華美的小罩杯內衣，展現性感。

※華歌爾網站「內衣穿著實況」調查　參考／「內衣指南」華歌爾網站

內衣也有正確穿法嗎？

・打造美胸需要以正確方式穿著內衣。

・正確穿內衣，

無論胸大或胸小都不再煩惱。

美胸的內衣正確穿法

內衣穿法正確，可將跑至兩側的肉集中至胸部，達到堅挺效果。
由於溢出身體曲線外的部分向中間靠攏了，大胸部的人會看起來更緊實。

1 將胸部套入罩杯並扣上背釦

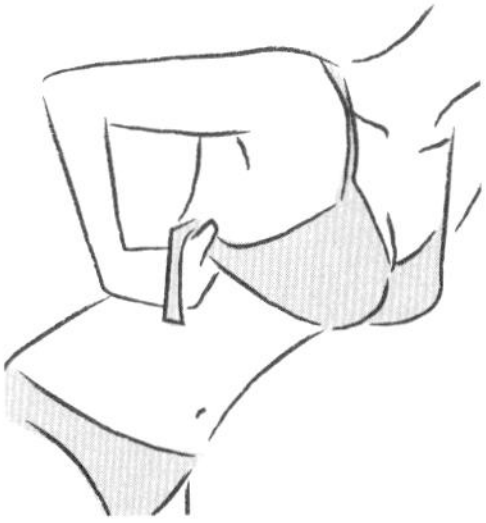

雙手穿入肩帶，上半身前傾，將胸部套入罩杯內，扣上背扣。

2 聚攏胸部

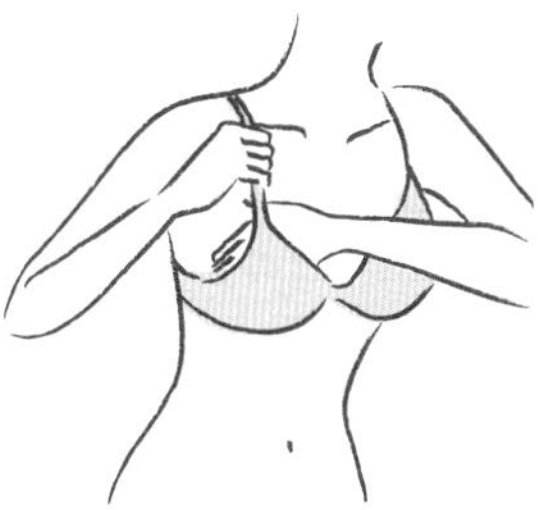

保持微向前傾姿勢，分別將腋下的胸部肉撥入罩杯內。鋼圈調至貼合乳房底緣弧線。

3 調整肩帶

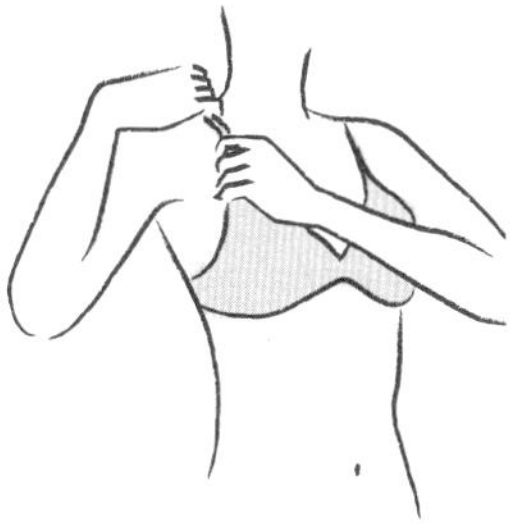

身體擺正，肩帶調至可塞進1個手指頭的鬆緊度。

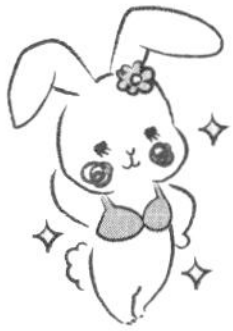

重點

將胸部肉向中間靠攏，乳頭上提，展現渾圓胸型。

正確穿著內衣 舒適又美胸

內衣穿法錯誤，除了引起肩膀僵硬痠痛與呼吸不順外，無法好好保護易晃動的胸部，也容易下垂或變形。

相反的，穿對內衣，不僅**整天都覺得舒適**，還能讓小胸部看起來變大，大胸部顯得緊實。正確穿法如上圖所示，請一定要學起來。

只不過，即使早上已正確穿著，因為白天的身體活動，內衣免不了會移位或肩帶變鬆等。**可以利用每次上廁所的時間檢查並調整回正確位置**。

明明穿法沒錯，但就是覺得不太對勁，有可能是體型產生變化或是內衣耗損，變得不再合身。此時下定決心，來個內衣大換血吧！

如何保養內衣以延長使用壽命？

・儘量手洗，若使用洗衣機一定要放入洗衣袋內。

・收納得宜可常保如新。

內衣的清洗與收納方法

手洗方式

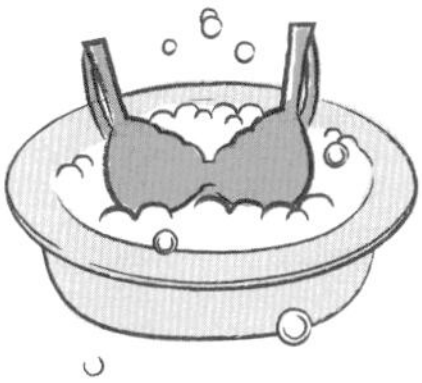

① 盆中倒入適量清潔劑，以溫水溶開，放入內衣浸泡5分鐘。

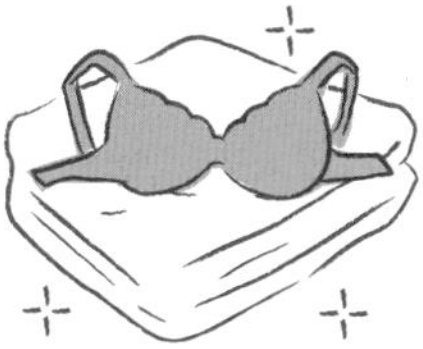

② 以清水沖洗，再以毛巾輕按吸除水分。

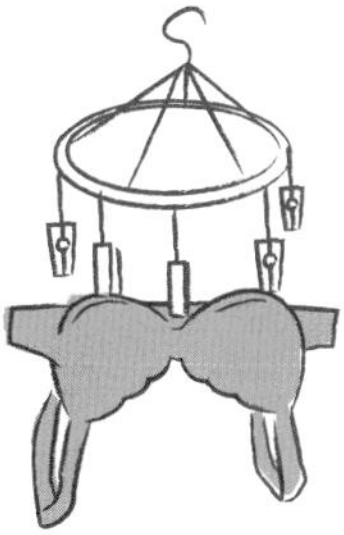

③ 避開蕾絲部分，夾住罩杯下緣與後片，晾在陰涼通風處。

收納方式

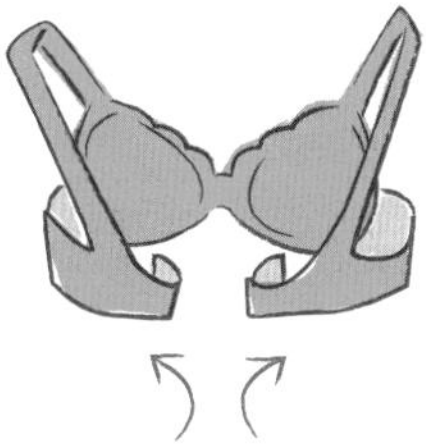

① 內衣兩側的背帶各自向內捲，收至罩杯內。

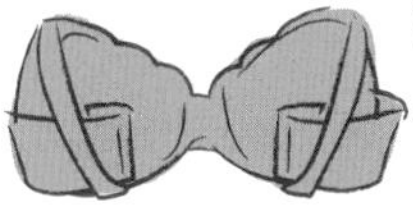

② 後片也收至罩杯內。

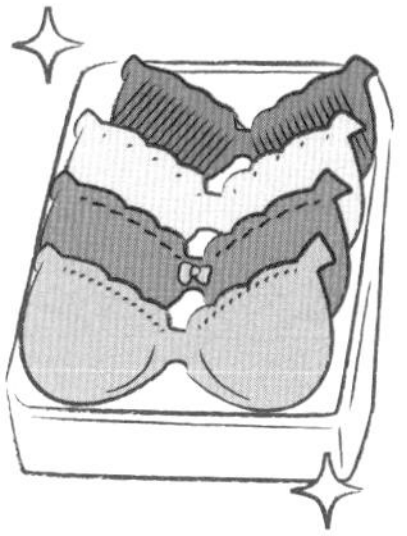

③ 比照店頭的陳列方式疊放。

若嫌手洗麻煩 改成浸泡也OK

為了避免變形，並防止纖細的布料、蕾絲與刺繡劣化，內衣最好是用手洗。

以洗衣機清洗內衣，容易造成鋼圈變形或綻線。但每次手洗也很辛苦，市面上有只需浸泡，不必費力搓揉也能洗淨且不傷布料的內衣專用清潔劑，不妨多加利用。

收納與摺疊也有小訣竅，參照店頭的展示方式將內衣攤開平放，可防罩杯變形，延長使用期限。如果是無鋼圈內衣，從中心摺疊將兩個罩杯重疊是OK的。

只是再怎麼細心保養，因為天天穿，內衣損耗仍很快。一旦洗滌造成縮水或罩杯變形，就淘汰換新吧。

為了讓胸部堅挺，多塞幾塊胸墊OK嗎？

・不可以為了增加胸部份量，而重疊多餘的胸墊。

・多餘的胸墊會壓迫乳房引起變形，最好還是拿掉。

胸墊使用不當會導致變形！

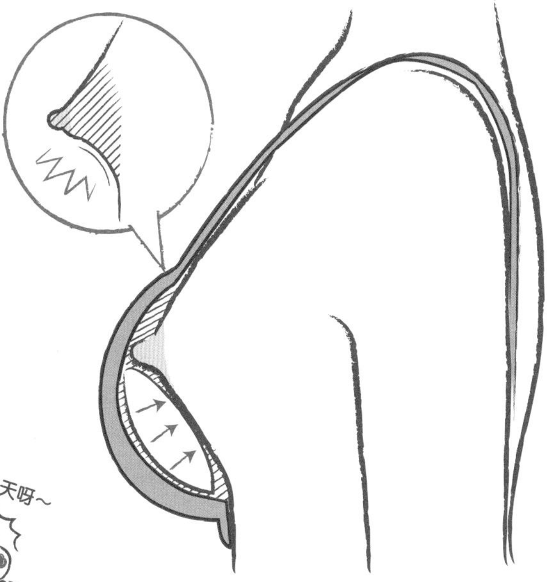

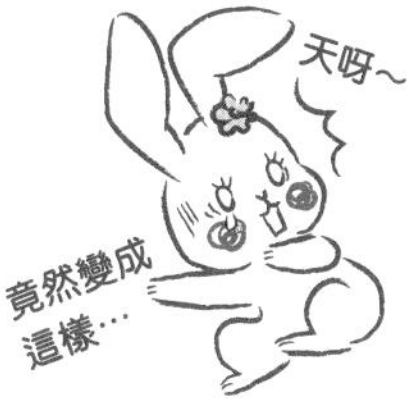

當左右胸不一樣大小時，使用胸墊來調整尺寸是很方便的。不過，逕自重疊加襯可能會擠壓乳房，導致變形。

使胸部擠壓變形的NG胸墊用法

如果為了讓胸部看起來高挺，就在內衣裡面塞入多片胸墊，胸部會因此受擠壓，造成血液循環不良，萎縮變形。

如果非要以胸墊提升尺寸，建議挑選大一號的內衣，以減輕壓迫感。

至於附罩杯的小背心，最好也不要穿上一整天。因為雖然穿起來舒適無壓迫感，但罩杯的支撐力差，無法好好托住胸部。

乳房搖晃會損傷發揮支撐功能的庫伯韌帶，埋下變形或下垂的因子。此外，當乳房的脂肪流走至腋下，尺寸也會縮水。

穿著內衣睡覺好嗎？

・穿著跟白天相同的內衣睡覺，血液循環會變差，引發畏寒。

・換上睡眠內衣可防止胸部變形。

養成穿睡眠內衣睡覺的習慣

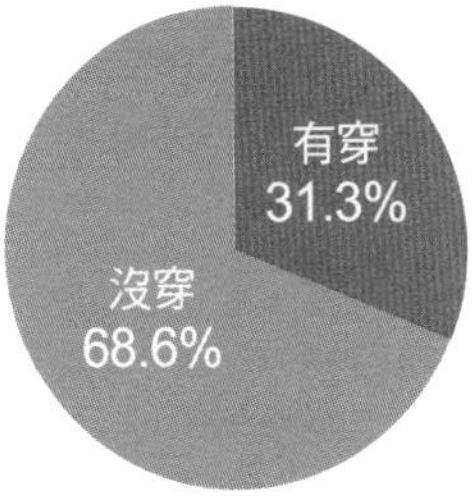

睡覺時有穿內衣嗎？

日本郵購公司cecile向2,104位女性調查「睡覺時是否有穿內衣」，結果顯示不穿的約占七成，會穿的約三成。

製表資料：cecile公司「睡覺時有沒有穿著內衣？別小覷睡眠內衣的效果」調查結果

穿睡眠內衣睡覺

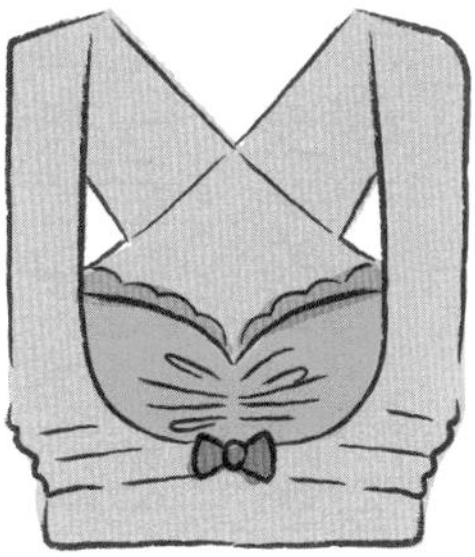

可撐住翻身時的晃動

仰睡是對胸部最優的姿勢

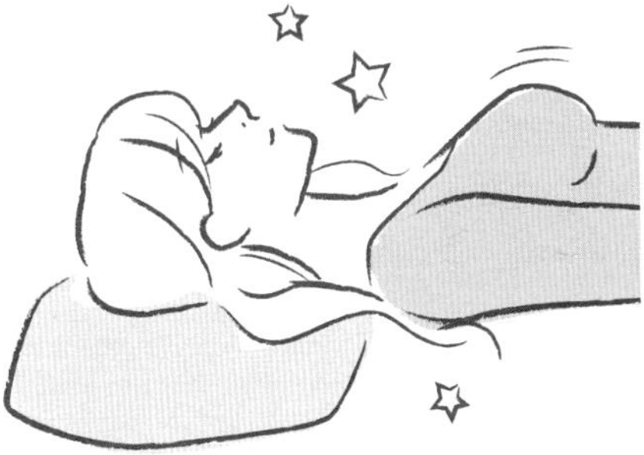

仰睡最能預防變形

內衣通常是配合白天身體的姿勢所製作

為防止胸部變形，就算不舒服也應該穿著內衣睡覺嗎？還是脫掉才對？

其實這兩種作法都不對。改穿束縛少但具備適度支撐力、翻身時可保護乳房不晃動的睡眠內衣才正確。

內衣一般是因應白天身體的姿勢所設計製作，穿著睡覺會過分拘束，擠壓乳房周圍的大血管，造成血流不暢，引發畏寒，連乳房發育所需的養分也可能難以送達。

此外，睡覺時也要注意身體的姿勢。趴睡或側躺都容易讓胸部變形下垂、出現皺痕。仰躺是最佳睡姿。

懷孕後乳房會出現什麼變化？

- 接近生產時罩杯大約會升兩級。
- 乳頭顏色變深。
- 胸部脹大。

懷孕後的胸部變化

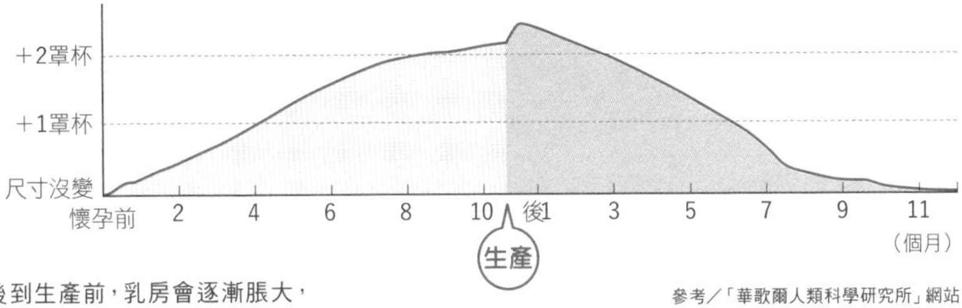

懷孕後到生產前，乳房會逐漸脹大，約升級兩個罩杯。剛生產完時最大，一年後恢復原本大小。

參考／「華歌爾人類科學研究所」網站

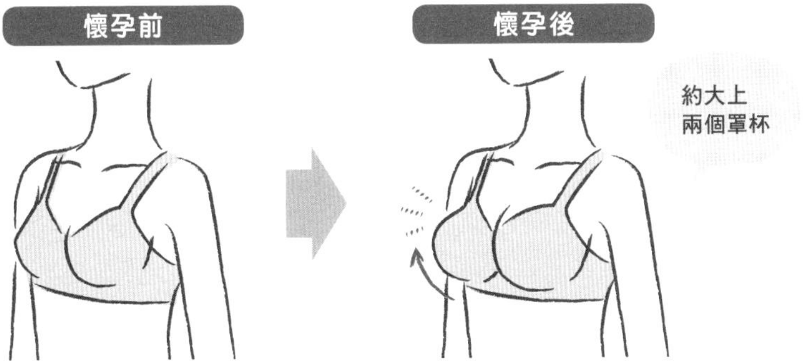

若原本是B罩杯　　有人升到D罩杯

身體從產前就開始為哺乳作準備

大約自懷孕的第二個月起，荷爾蒙會發揮作用使乳腺發達，乳房變大。

只是效果因人而異，有人至生產前升級了兩個罩杯之多。然後會於產後約一年恢復原本尺寸。

懷孕後胸部會明顯變大，如果還是穿著之前的內衣，有可能因勒得過緊而阻礙乳腺發達或引起變形，最好是改穿具伸縮性的孕婦專用內衣。

懷孕也會讓乳頭顏色變深，一般認為這是為了讓視線仍模糊的小寶寶找到乳頭吸吮。結束哺乳就會慢慢淡回之前的顏色。

母乳是由什麼組成？味道如何？

・母乳的原料是血液，於乳腺轉化為乳汁。

・口感清淡微甜。

母乳真厲害！

母乳的主要營養素

蛋白質………建造身體組織
脂質…………能量來源
醣類…………促進腦部與神經組織發展

初乳富含抗體

初乳（產後一周內分泌的奶油色濃稠母乳）具有抵禦細菌的IgA抗體，效果約持續半年，能保護寶寶身體不易生病。

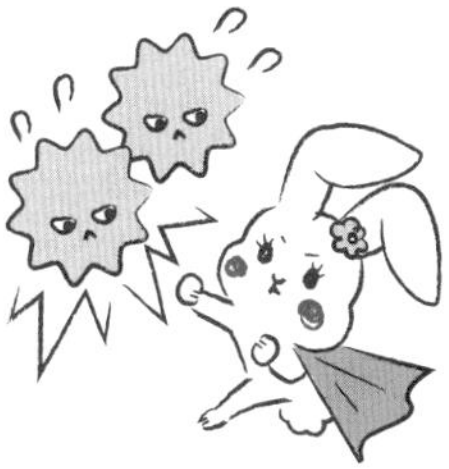

哺乳期間應該攝取的營養

鐵 母乳由血液養分製成，媽媽若是貧血將導致母乳量減少。

葉酸 有活化細胞分裂的作用，幫助因懷孕與生產受傷的子宮復原，並促進寶寶成長。

鈣 哺乳階段是女性一生鈣質最易流失的時期。為預防日後骨質疏鬆，應該確實攝取。

寶寶的需要全部凝聚其中

接近生產時刻，位於乳房深處的乳腺組織，會使用血液的養分來製造母乳，也有人產前就開始分泌乳汁。

以血液養分製成的乳汁之所以是白色的，原因在於製造過程是結合血液中的營養與白血球，但不包含紅色的紅血球在內。

母乳含有建造身體組織的蛋白質、能量來源的脂質、腦部發育所需的醣類、維他命與礦物質等，堪稱完全營養配方。產後一周內分泌的「初乳」富含抗體，可阻止細菌、病毒與過敏源的入侵。

鐵、鈣與葉酸對於製造優質母乳至關重要。媽媽充分攝取營養，就能產出營養豐富、寶寶愛喝的甘甜美味母乳。

胸部大的人，母乳量會比較多嗎？

- 胸部大小與母乳分泌量無關。
- 大胸部的優勢在於可儲存較多母乳。
- 小胸部雖存量少，但寶寶可以經常喝到新鮮母乳。

一邊溫熱身體一邊按摩讓乳汁順利分泌

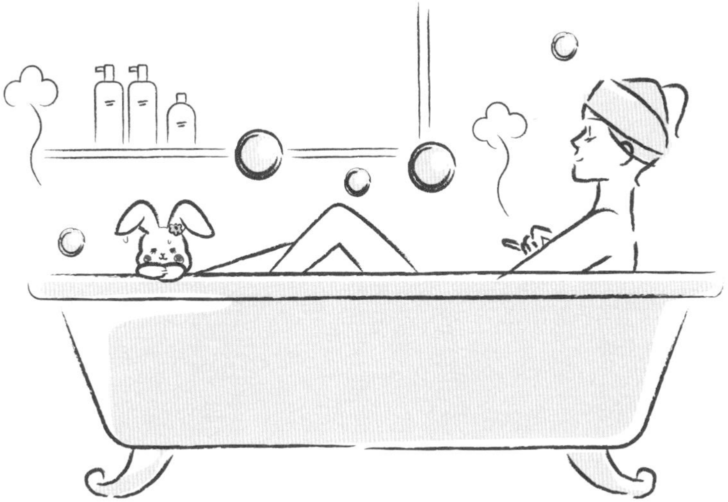

單手托住乳房，另一隻手上下左右按摩，刺激整個乳房。再以手指由乳頭邊緣往乳尖施壓按摩。當乳頭軟化，寶寶就容易吸到奶。

⚠ 注意 ⚠

每個孕婦產後的身體狀態各有不同。若對於按摩與沐浴方式有所疑慮，可請教醫師或助產士。

寶寶喝得愈多 母乳分泌愈順暢

有些人以為胸部大母乳量就多，擔心胸部小是不是母乳量就會較少，其實兩者並無關聯。

的確，較大的乳房可以存放的母乳量較多，但小胸部也有優點。正因為存量少，有需要就會製造，母乳反而能常保新鮮。

每次餵奶時寶寶都能喝到新鮮美味的母乳，自然會喝得比較多，使乳汁分泌源源不絕。

無法順利餵奶時，可以按摩整個乳房與乳頭促進乳汁分泌。以泡澡等方式溫熱身體，一邊加速血液循環一邊按摩，效果更好。

如何預防哺乳導致的胸部下垂？

- 利用哺乳枕將寶寶墊高，以配合乳房的高度。
- 儘量不要躺著餵奶。

善用哺乳枕

避免胸部下垂的哺乳方式

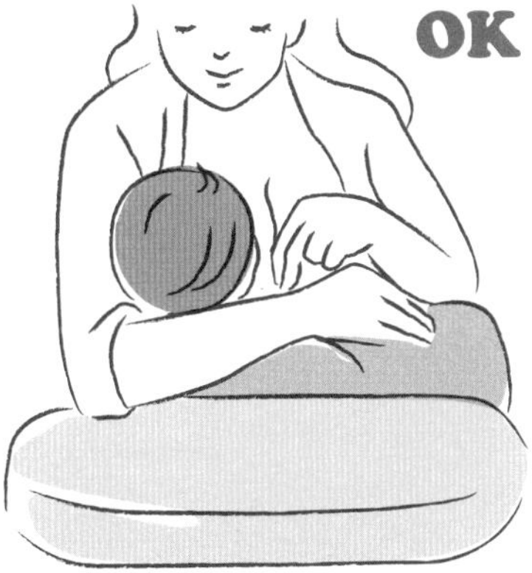

使用哺乳枕調節寶寶吸奶高度，
避免乳房被往下拉。

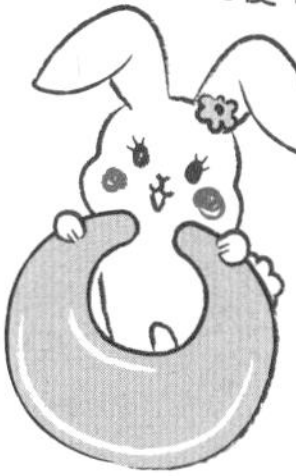

有各種形狀，
觸感柔軟。

容易造成胸部下垂的餵奶方式

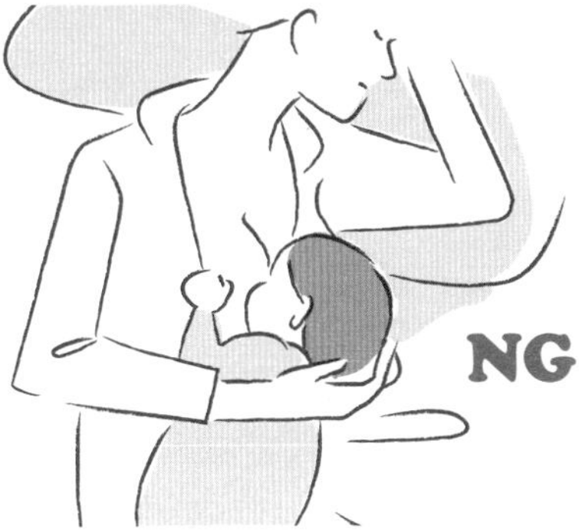

躺著餵奶，胸部
容易鬆弛變形。

保有美好胸型的哺乳技巧

懷孕中變大的胸部，在寶寶成長到1至2歲斷奶後，就會恢復原本的大小。皮膚因短時間擴張與收縮而造成胸部下垂，在某種程度上是難以避免的。

不過，只要餵奶時多加注意，還是能夠讓胸型維持得比較好。

舉例來說，餵奶時若是寶寶的位置太低，乳房會被往下拉，持續一年以上當然會下垂。使用哺乳枕讓寶寶更靠近胸部吸奶，不失為好方法。

另外，雖然躺著餵奶比較輕鬆，卻可能造成胸部下垂。雖然偶一為之無妨，最好還是坐著餵奶。

第2章

打造美胸的美容保養

「希望保持胸部的美麗」，
這是大家共同的心願，
但對於理想胸型與胸部方面的煩惱，
卻不盡相同。
本章介紹的保養方法，
可幫助妳形塑心中理想的胸型。

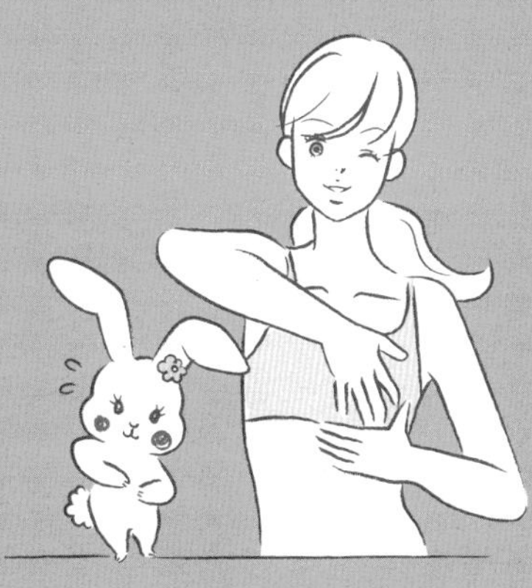

就從這個開始吧！為美胸打地基的「撥胸操」

・將黏附於胸大肌的乳房撥開，恢復原本的大小。

・美胸又兼顧健康。

體操與穴道

撥開黏在胸大肌的乳房

黏附於胸大肌的樣子　　撥開沾黏使胸型勻稱

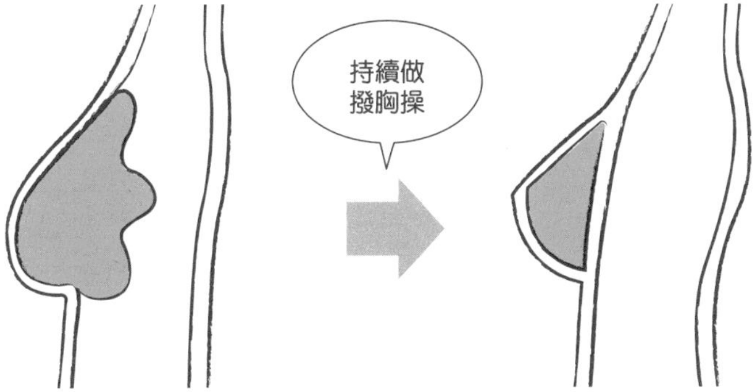

撥胸的七大效果

1 胸部隆高、柔軟度增加。
2 雕塑乳房與乳頭形狀。
3 促進血液循環，胸部有彈性。
4 提升母乳品質。
5 緩和生理不順與更年期障礙。
6 幫助早期發現乳癌與乳房相關病變。
7 調節自律神經，穩定精神。

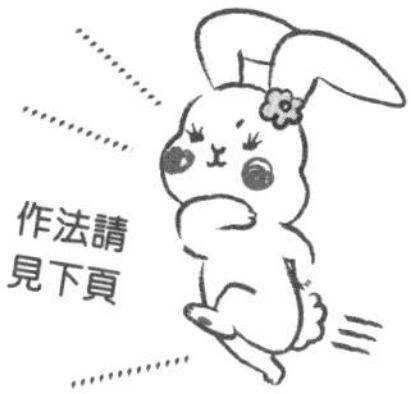

集中、撥開、按摩 簡單三步驟

因為穿衣打扮被束得緊緊的或是身體畏寒，會使得乳房黏附於胸大肌。撥胸操的目標就是將胸部撥回原本的位置。胸部因而能夠增加份量並隆起，展現胸型。

不只如此，也能讓血液與淋巴循環變好，使胸部觸感更柔軟。經由血流運抵全身的荷爾蒙也能充分發揮作用，為子宮與卵巢注入活力，生理期問題隨之減少。

另有報告指出，母乳的品質也會因此提高，寶寶胃口更好。還有調節自律神經的效果，穩定精神。

每天撥胸的另一個好處是能及早發現硬塊等異常現象。下一頁會介紹撥胸操作法，請務必養成天天撥胸的習慣。

打造柔軟胸部
消除女性易有的不適問題

撥胸操作法

指導／神藤多喜子（Wellness Life研究所所長．助產師）

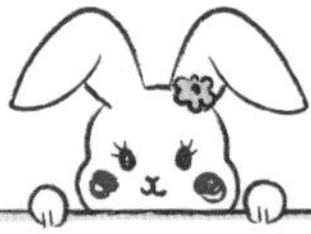

撥胸操要點

- 每日早晚做兩次。
- 從心臟所在的左側開始。
- 一邊緩慢深呼吸一邊進行。
- 不是拉扯肌膚，而是連肌肉一起撥動。

① 按摩兩手臂

左手舉高，從手肘往腋下重複摩擦10次。右手作法相同。

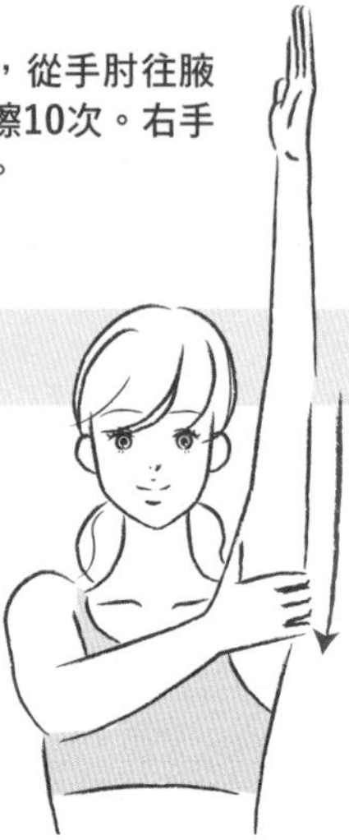

⑤ 以雙手摩擦乳房上方

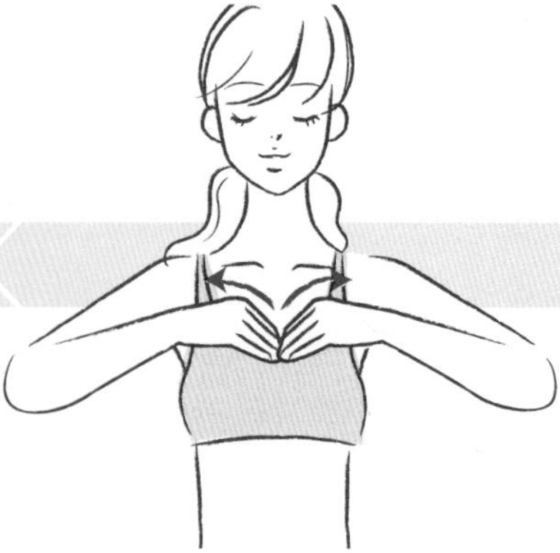

雙手從乳溝往側邊，沿著乳房輪廓摩擦10次。

④ 朝上撥開

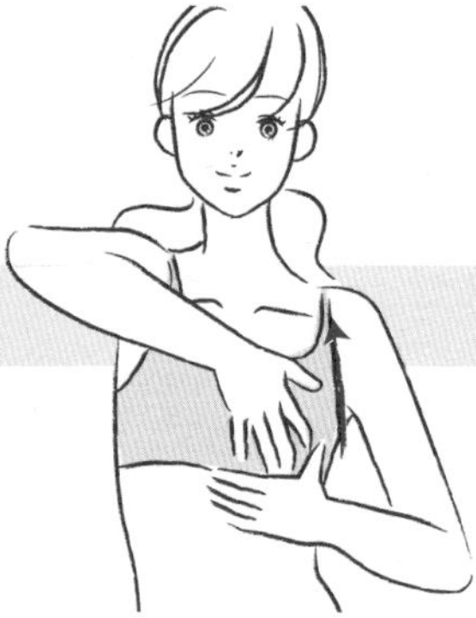

以五指張開的右手將左乳集中向上托高，重複10次。接著用右手朝上輕輕搖晃。右邊作法相同。

2 聚攏胸部

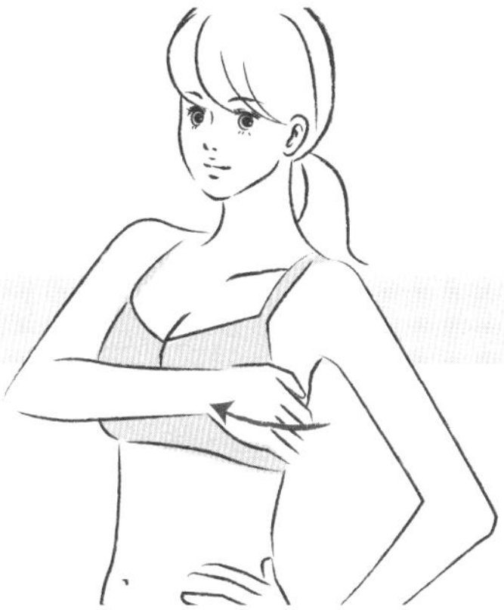

從背後的左肩胛骨下方朝著乳房側邊，像是要將肉集中般按摩10次。右邊作法相同。

3 朝鎖骨方向撥開

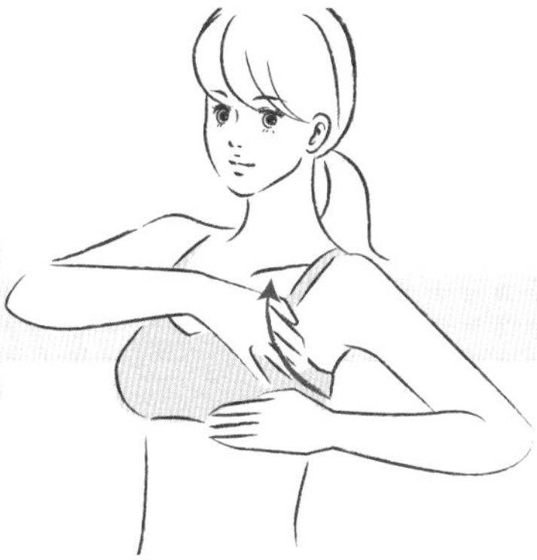

為撥開沾黏，右手掌張開如耙子，將腋下的脂肪集中撥往鎖骨中間，重複10次。接著以右手朝鎖骨方向輕輕搖晃。右邊作法相同。

6 以單手摩擦乳房上方

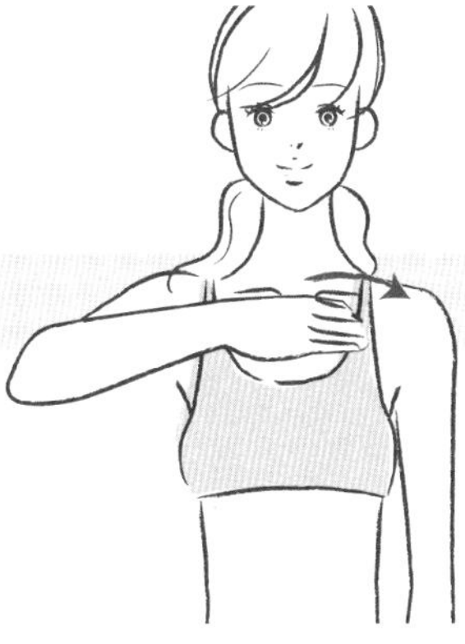

右手置於左乳上方，朝著側邊摩擦10次。右邊作法相同。

7 摩擦鎖骨下方

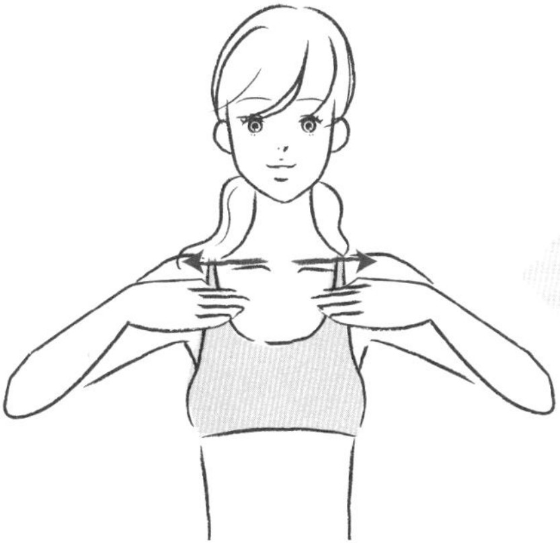

雙手從中心朝外摩擦鎖骨下方，重複10次。

消除特定煩惱①

讓平胸變得豐滿的豐胸體操

・讓微微隆起的胸部變大。

・找回流向兩側的胸部脂肪。

體操與穴道

將流向兩側的脂肪歸位

把不知不覺「溜向」兩側變成贅肉的胸部脂肪導回原位，
讓胸部UPUP！

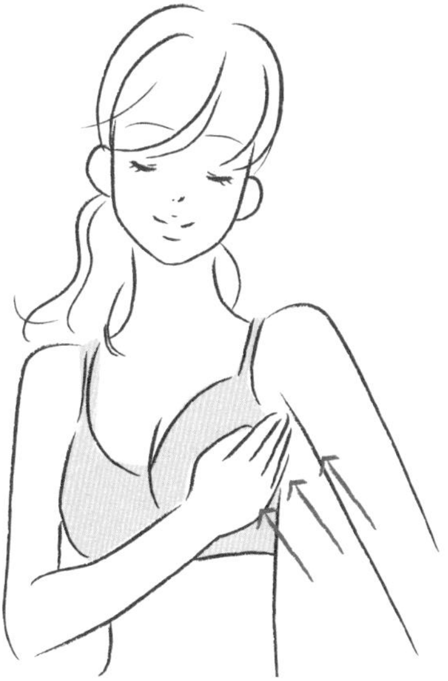

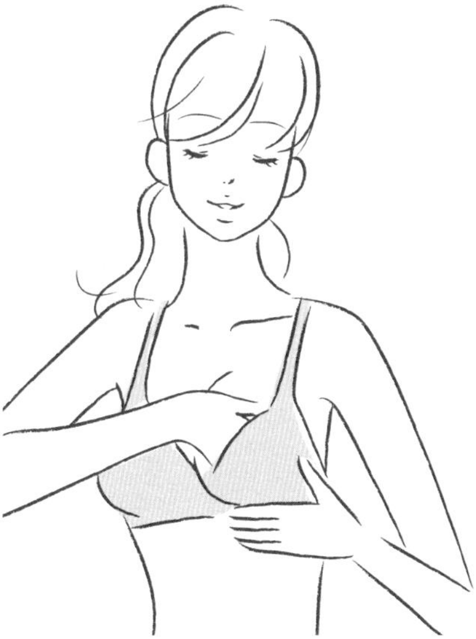

① 從腋下朝右邊的鎖骨按揉

右手從左側腋下往右邊鎖骨方向按揉10次，鬆開溜至腋下的胸部肉肉。

② 將鬆開的贅肉撥入罩杯內

右手貼著肌膚，將鬆開的贅肉全部塞入罩杯內，塑造出形狀。

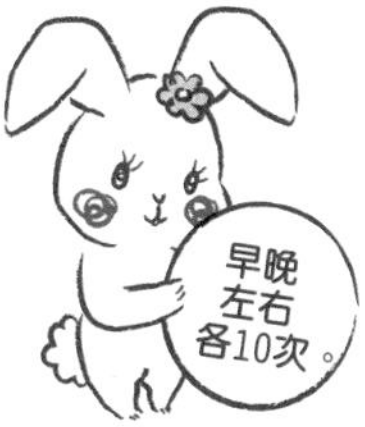

消除特定煩惱②

改善胸部下垂的拉提體操

・向上拉提下垂的乳頭或乳房。

・調整不良姿勢，消除肩膀僵硬。

鬆開僧帽肌，拉提身體的前側

鍛鍊位於背部上方至肩頸的僧帽肌，可伸展背部肌肉，
拉提身體前側，胸部也跟著向上挺起。

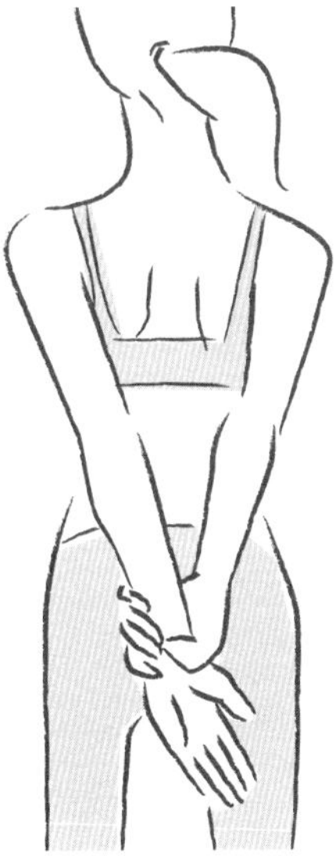

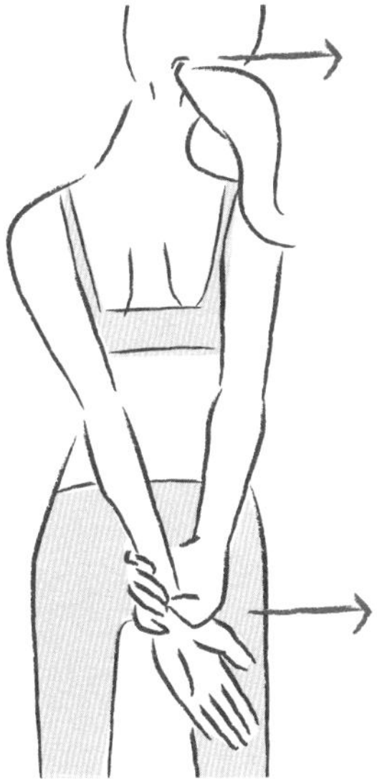

① 握住左手腕

雙腳打開與肩同寬 ，放鬆站立。
雙手繞到背後，以右手握住左手腕。

② 將頭與手腕向右拉

頭向右傾，握住的左手腕也
拉向右側。

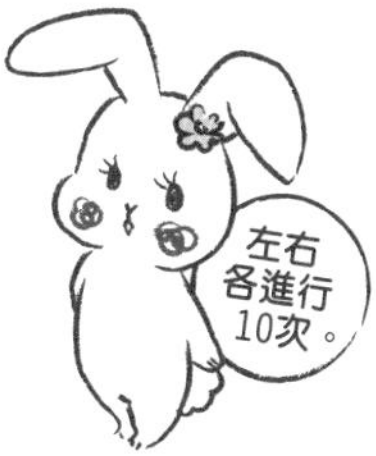

消除特定煩惱③

改善外擴的聚攏體操

・將左右離得太開的胸部向中間靠攏。

・將朝外的乳尖調回身體的正面。

體操與穴道

鍛鍊胸大肌打造乳溝

鍛鍊乳房基底的胸大肌，將左右外擴的乳房集中。

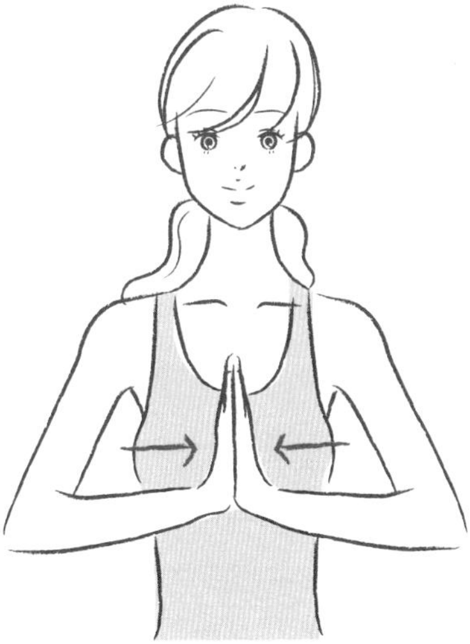

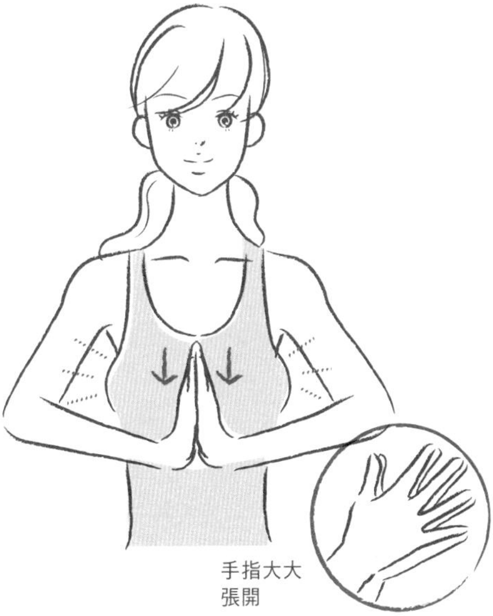

① 雙手合掌，相互推擠

背部打直，雙手於胸前合掌，
兩手相互用力推擠。

② 兩手向前伸展

雙手盡可能向前伸展，手指張開。
深深吐氣維持5秒。

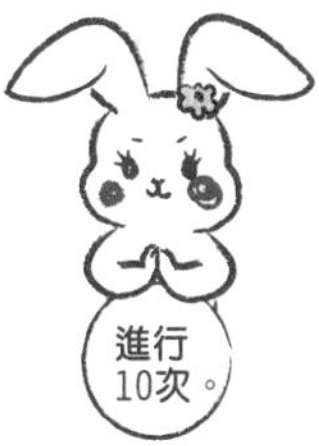

消除特定煩惱④
改善鬆散胸部的撥正體操

・讓散至腹部的胸部脂肪回到原本的位置。

・將模糊的胸部輪廓界定清楚，使形狀勻稱。

體操與穴道

讓鬆散的胸部回到原本位置

軟化散至腹部的脂肪，向上推回胸部的位置。
胸型變好，份量也提升了。

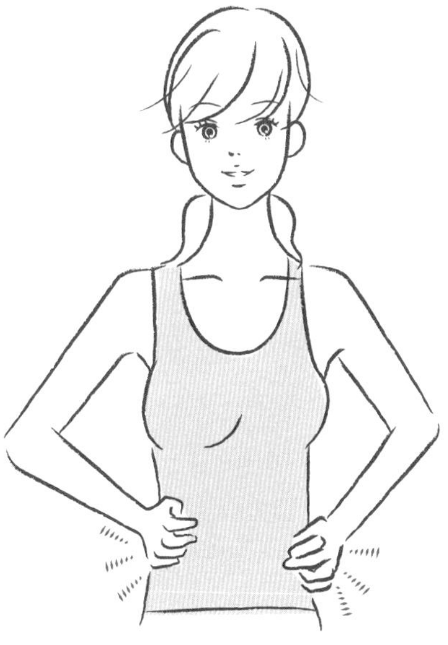

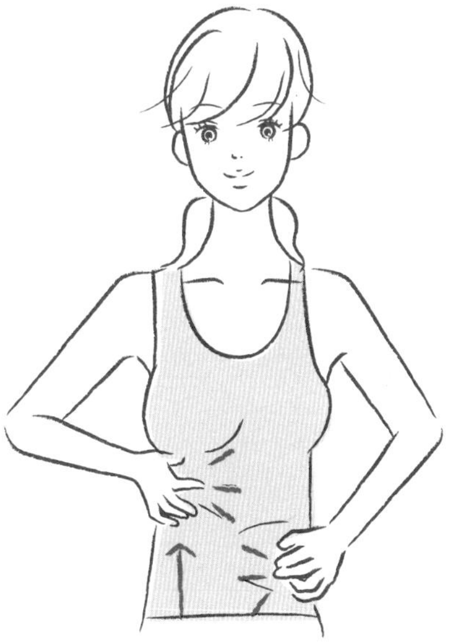

① 抓揉腹部脂肪

以舒服痛感的力道
揉開腹部脂肪。

② 推撥脂肪

手掌緊貼軟化的脂肪，整個包覆向上推撥到胸部的位置。左右交替。

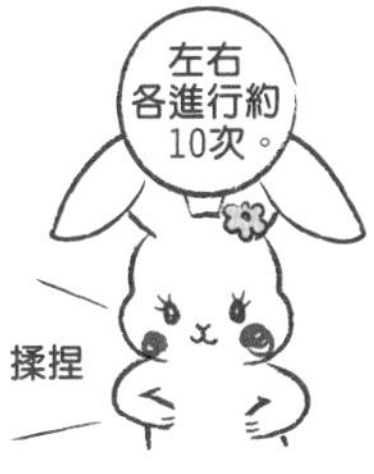

讓胸部UP UP的天溪穴與三陰交穴

- 按壓與乳腺發育有關的天溪穴幫助胸部挺立。
- 三陰交穴可平衡女性荷爾蒙，對緩解生理痛也有效。

有效的豐胸穴位

促進乳腺發達
天溪

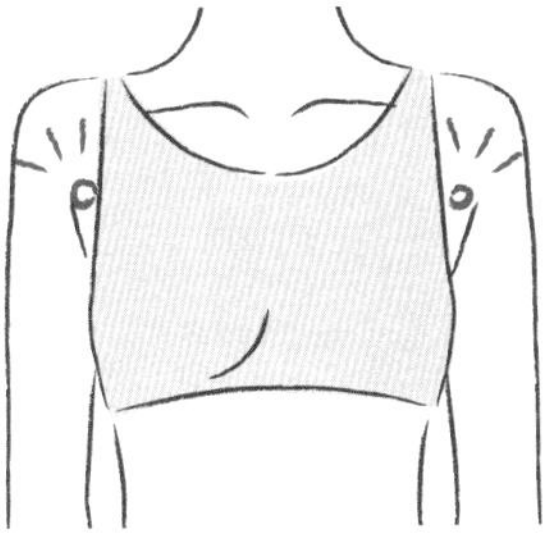

位置 左右乳房外側的腋下下方

按法 大拇指指腹置於左右穴位上（骨頭旁），朝身體的正中心慢慢按壓。一邊徐徐吐氣一邊按壓。

左右各十次

促進女性荷爾蒙分泌
三陰交

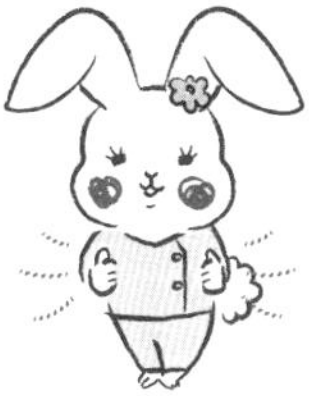

位置 內側腳踝向上四指的脛骨後側旁。

按法 大拇指指腹置於脛骨旁指壓。一邊徐徐吐氣一邊緩緩按壓。一隻腳按完再換另一隻。

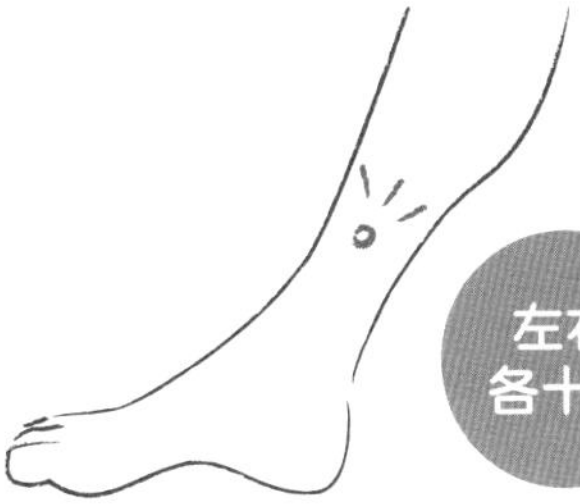

左右各十次

經痛難受時可試著按壓穴位

中醫自古就認為穴位對治療疾病與增進健康有幫助，在促進氣（身體能量）與血（血液）的循環上已獲得印證，對於自律神經的控制也有科學根據。

使用大拇指的指腹仔細按壓穴位，能使神經活絡。藉由將刺激傳至大腦總司令的下視丘，提升相關部分的功能。

對豐胸有幫助的主要穴位，一是幫助乳腺發達的天溪穴，二是促進女性荷爾蒙分泌的三陰交穴。記下這兩個穴道的位置，沐浴時也能輕鬆按壓。

不僅如此，三陰交穴還是治療經痛、月經不順、腰痛、畏寒與水腫等的特效穴位。

豐胸營養素「異黃酮」與「硼」

・大豆製品中所含的異黃酮，以及高麗菜與蘋果中的硼，都能促進女性荷爾蒙分泌。

促進胸部發育的營養素

異黃酮

存在於豆腐、納豆、豆渣、毛豆、豆漿、黃豆粉、味噌等大豆製品中。

使胸部變大、有彈性。對肌膚保濕與美白也有功效。

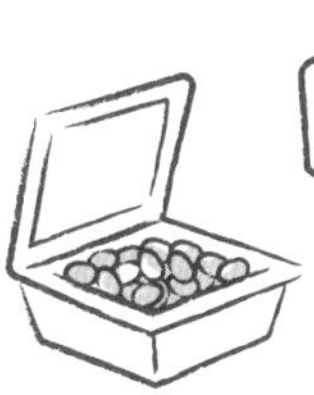

硼

存在於高麗菜、蘋果、葡萄、梨子、花生與海草類等食物中。

有活化雌激素作用。還能有效緩解女性荷爾蒙減少引起的更年期症狀。

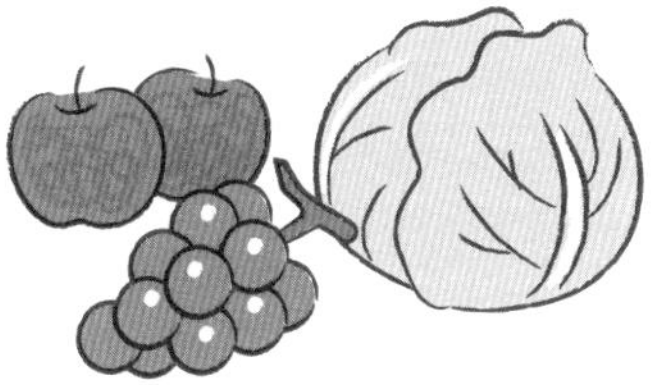

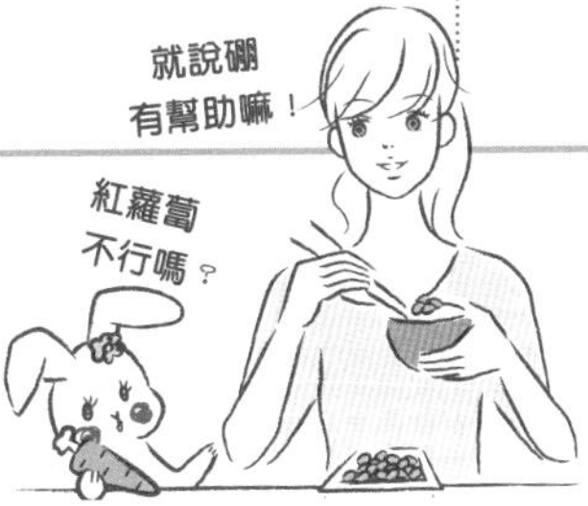

⚠ 注意 ⚠

若每日大量攝取，反而會招致營養失調。

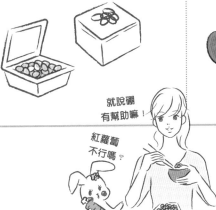

每天一次攝取大豆製品

女性荷爾蒙雌激素具有增加乳房脂肪，使胸部變大，以及促進膠原蛋白生成維持彈性的功能。

而大豆富含的多酚物質異黃酮，則有補充雌激素的作用。積極攝取豆腐、納豆、豆渣、毛豆、豆漿、黃豆粉及味噌等大豆製品，可成為形塑美胸的好幫手。

此外，高麗菜、蘋果、葡萄、梨子、花生與海草類所含的微量礦物質元素「硼」，一般認為有活化雌激素的作用。

由於硼遇熱容易流失，吃的時候不加熱，生食可以更有效的攝取。

護唇膏也能預防乳頭乾燥

・使用護唇膏，即使出門在外也能輕鬆保養。

・也推薦敏感肌適用的凡士林。

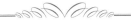

防止乳頭乾燥的保養品

纖細的乳頭不宜用力塗抹，請將手搓熱再輕柔抹勻。

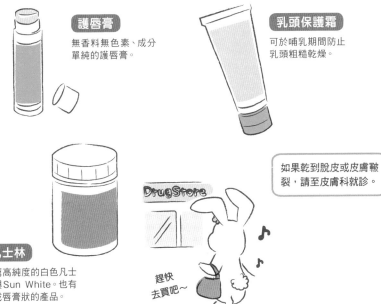

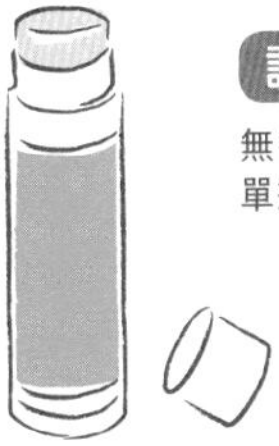

護唇膏

無香料無色素、成分
單純的護唇膏。

乳頭保護霜

可於哺乳期間防止
乳頭粗糙乾燥。

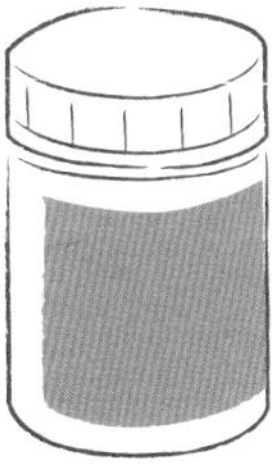

凡士林

推薦高純度的白色凡士
林與Sun White。也有
製成唇膏狀的產品。

如果乾到脫皮或皮膚皸
裂，請至皮膚科就診。

以油分溫和保濕

乳頭四周的皮膚較薄，而且聚集許多神經，格外纖細。若擔心變得乾燥，可以使用無香料無色素、成分簡單的護唇膏、高純度凡士林，或是哺乳中也能使用的專用保護乳霜等進行保濕。

建議勤於塗抹，在表面覆蓋油分以抑制水分蒸發。要是不喜歡黏黏的感覺，可於塗抹後用化妝棉輕按。

順帶一提，凡士林分為比較便宜的低精製度乳白色凡士林、高純度近乎透明的白色凡士林以及Sun White牌等種類。低精製度凡士林對肌膚十分溫和，高純度白色凡士林與Sun White的不純物含量則更少，過敏性皮膚炎與敏感肌也能安心使用。

流汗請確實擦拭不要自然乾

- 乳房周圍容易有青春痘、毛囊炎、濕疹或疣等。
- 成因不同於臉上的青春痘，要使用專門藥物治療。

擊退乳房周圍的粒狀物

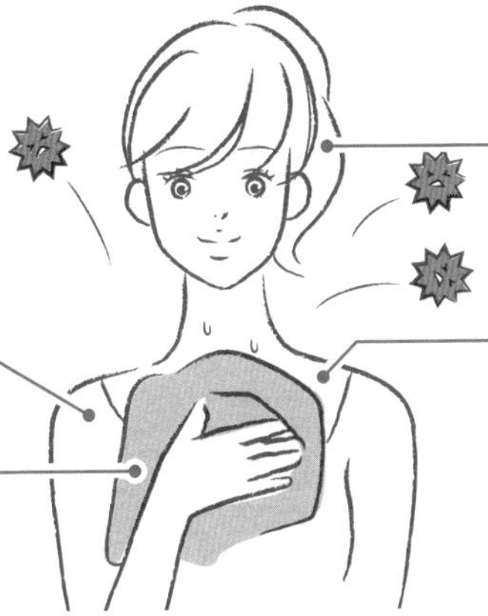
將長髮綁起來
避免碰觸胸部
穿著乾淨衣物
勿殘留洗髮精
汗水要好好擦乾

好發於乳房周圍的皮膚問題

痤瘡
由馬拉色菌引起的痤瘡，容易泛紅。

毛囊炎
毛孔感染細菌形成膿皰，容易留疤。

毛囊角化症
比青春痘小的茶色或紅色顆粒。角質堵塞毛孔所形成，不易治療。

變色糠疹（汗斑）
因稱為秕糠馬拉癬的真菌於角質中繁殖，而形成的茶色斑。不會痛癢，但易擴散與再發。

疣
有的是病毒性，有的則是體質所致。長出雖無害，但若覺得介意，可以雷射清除。

置之不理 可能會變得難以治療

乳房是身體的突出部位，長時間包覆於內衣中，汗水容易堆積引發皮膚問題。乳房周圍冒出的痘子或痤瘡等，有可能是特定原因造成，不宜自行用藥，最好是到皮膚科就診。

舉例來說，胸部冒出的痘子大多是由馬拉色菌引起的，有別於與臉部青春痘的痤瘡桿菌，所以塗抹臉部用藥沒什麼效果。另外，就算不會痛癢也切莫輕忽，以免延誤惡化，要及早處理。

平時穿著乾淨衣物，洗頭時不殘留洗髮精。胸部與肩頸流汗時，不要放著自然乾，要仔細擦拭。

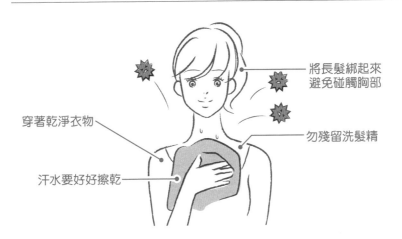

腋下或腹部的突起可能是副乳

・副乳是指未退化的殘存乳房。

・外觀凸起像疣或痣，多半是左右對稱生長。

什麼是副乳？

容易長在腋下

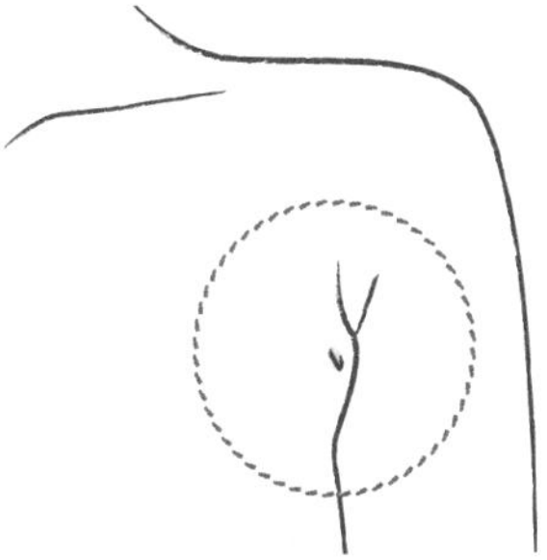

形狀不一，有的如同乳房隆起，有的只殘留乳頭‧乳暈。

生成副乳的乳房線

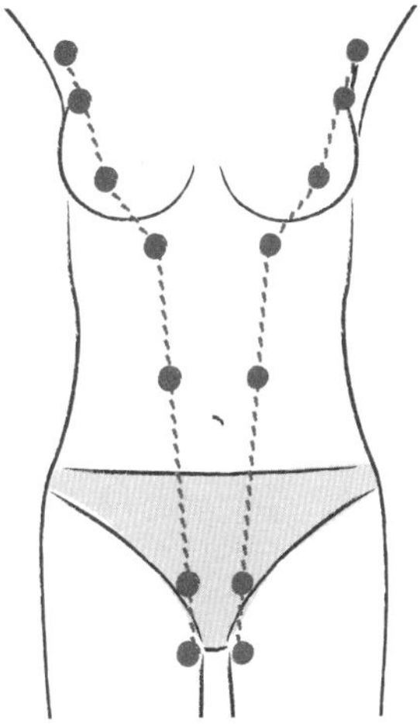

乳房在這條線上形成，所以容易殘留副乳。

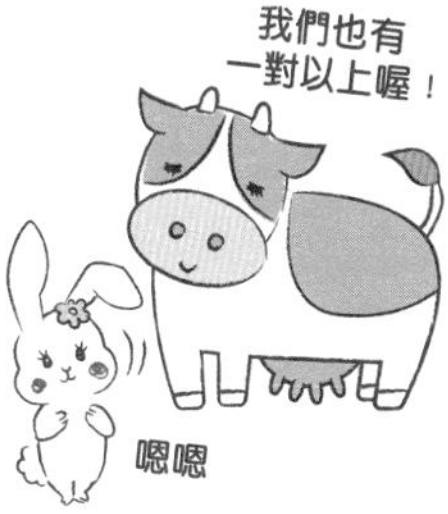

人類以外的哺乳類動物，大都有多對乳房。

常在懷孕時發現有副乳

副乳顧名思義就是另一個乳房，在母胎內形成，通常會退化掉。副乳容易沿著乳房線（Milk Line）長在兩腋下至大腿內側一帶，範圍很廣。

即使副乳未退化消失，也多半不會發現。有人是懷孕時乳房變大，副乳跟著變大才察覺到。副乳大部分是左右一對，但也有人只長在單邊。

副乳不是病，不需要太過擔心，萬一哺乳期間腫起或覺得疼痛，可冰敷改善。即使未引發症狀，還是建議到乳腺專科檢查。

若副乳太大，導致摩擦疼痛等影響日常活動，可透過手術切除。

徹底隔絕會造成胸部下垂的日曬與乾燥

・肩頸胸也要作好防曬，以隔絕紫外線。

・就寢前以化妝水等保養品保濕。

胸部也要比照臉部進行保養

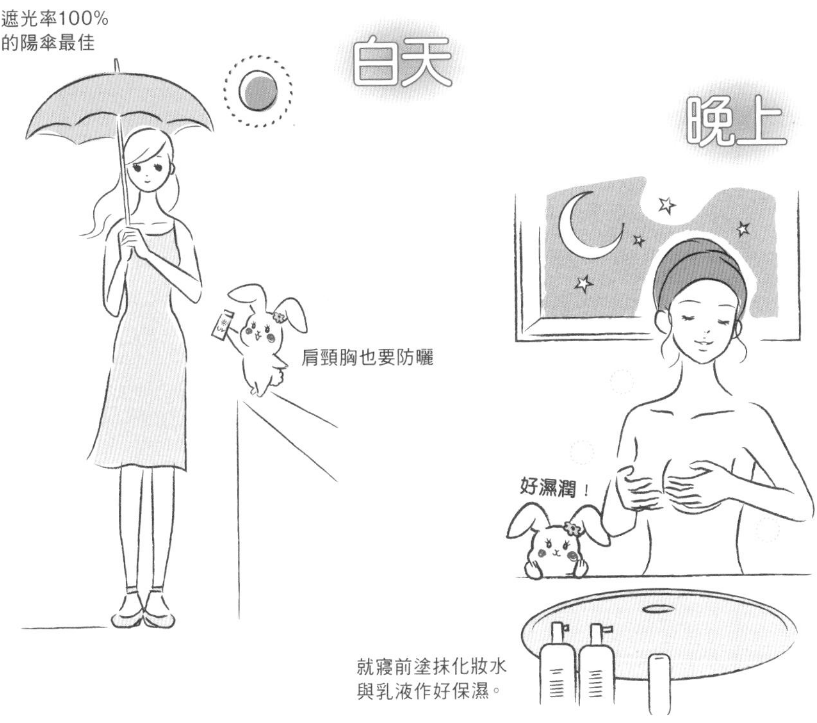
遮光率100%
的陽傘最佳
白天
晚上
肩頸胸也要防曬
好濕潤！
就寢前塗抹化妝水
與乳液作好保濕。

肌膚鬆弛 會加速胸部下垂

如同臉部鬆弛，肩頸胸的肌膚一旦鬆垮，乳房的位置也會跟著往下掉。

日曬與乾燥的損傷是造成肌膚鬆弛的原因。

例如，照射太多紫外線，肩頸一帶的肌膚會失去彈性與柔軟性，使得乳房的支撐力變差。

在日照強烈的地方盡量不要露出肌膚。穿大領口的衣服時，請撐傘或擦防曬品來保護肌膚。

剛洗完澡時，肌膚容易突然變得乾澀，先擦美容液等進行初步保濕，接著再比照臉部保養，以化妝水與乳液加強保濕。

體重激增或急減，也會讓皮膚鬆弛，所以作好體重管理也很重要。

以肥皂泡洗去汗水與髒污

・避免使用毛巾或海綿，以免洗得太用力。

・選擇含礦物質的肥皂，溫和進行深層潔淨。

呵護胸部的淋浴時光

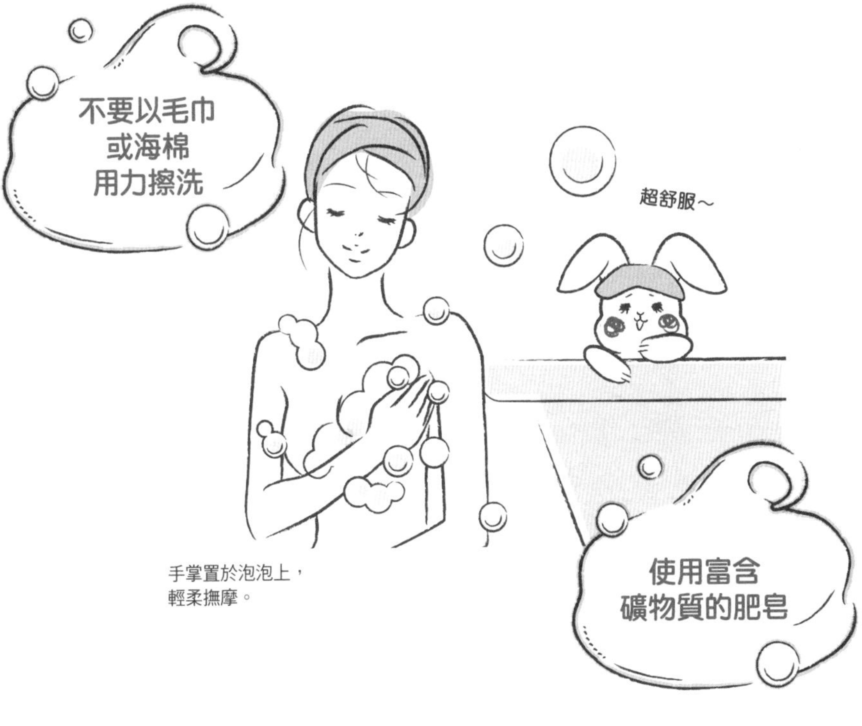
不要以毛巾
或海棉
用力擦洗
超舒服～
手掌置於泡泡上，
輕柔撫摩。
使用富含
礦物質的肥皂

不擦洗也能達到去污效果

胸部周圍的皮膚纖細，因人而異可能比臉上的還薄。正因為這麼細緻，最好不要將沐浴乳擠在尼龍巾上用力擦洗，避免因摩擦損傷皮膚或引起色素沉澱，連乳頭與肌膚也漸漸變黑。

清洗胸部時，請先用起泡浴球將肥皂或沐浴乳確實搓出泡泡，然後用泡泡包覆胸部以手輕撫。身體的汗水與多餘皮脂其實只用溫熱水就能洗淨，並不需要過度擦拭肌膚。

肥皂也請仔細挑選，更能達到保養胸部的效果。推薦富含死海礦物質的產品，搓出許多泡泡後以這些泡泡清洗，不但連肌膚深層都變得柔軟，還能促進血流與出汗，消除老舊廢物堆積。

無法泡澡時就以毛巾熱敷胸部

- 身體冰冷會降低血液循環，使胸部變硬。
- 無法泡澡時請試試這個方法。

熱毛巾胸部浴的作法

準備物品 **毛巾**（約運動毛巾大小）

① 將毛巾加熱。

毛巾浸泡熱水後，充分擰乾。

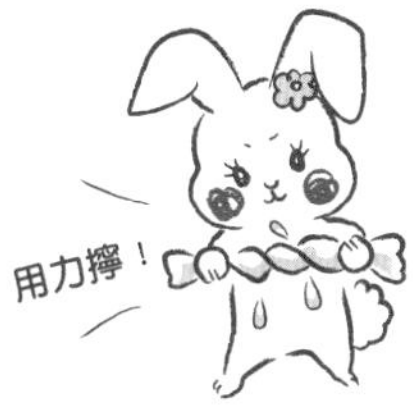

② 將毛巾敷在胸前。

毛巾貼胸熱敷，將乳房略往上提。

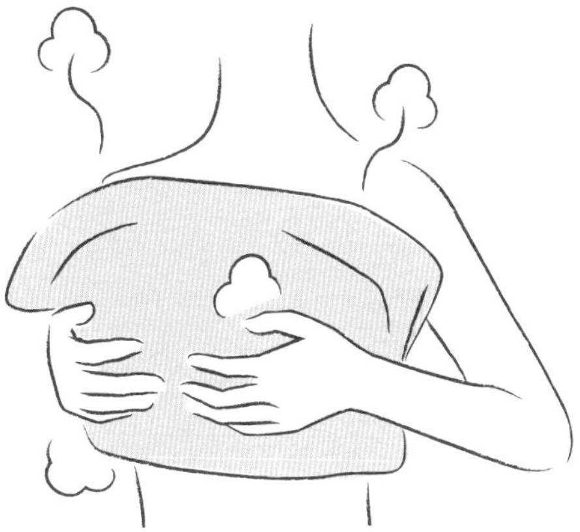

約熱敷5分鐘，毛巾冷卻即停止。

毛巾熱敷讓胸部好柔軟

每天以熱水泡澡直到汗水慢慢滲出，可以提高血液循環，排出身體的老舊廢物。不僅如此，當血行通暢時，乳房所需的營養能確實送達，對塑造美胸也有幫助。

只是忙碌的女性難免有無法泡澡的時候，「熱毛巾胸部浴」正可派上用場。

顧名思義，這個方法就是用熱毛巾溫熱胸部，除了增進胸部柔軟度，又享有泡澡般的舒服感受。

將毛巾浸泡熱水，擰乾後敷至胸前，作法很簡單。約5分鐘後，胸部的深處開始變得溫熱。熱敷後皮膚容易乾燥，記得擦拭保養油或乳液等保濕。

22點就寢 掌握美胸黃金時段

- 晚上十點到兩點，是生長荷爾蒙分泌最旺盛的時段。
- 找到合用的助眠小物提升睡眠品質。

幫助睡眠的物品

百分之百純絲睡衣

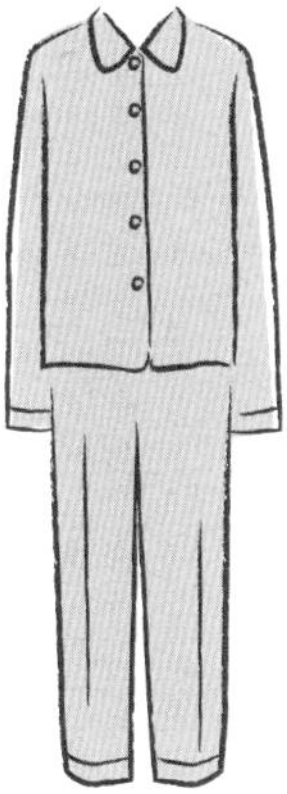

冬暖夏涼又輕柔，說不定一穿就愛上。

芳香沐浴劑

有助眠香氣的產品。

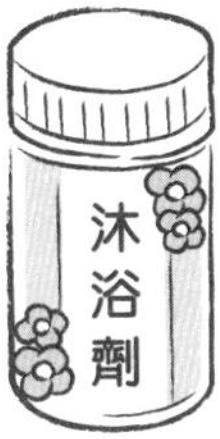

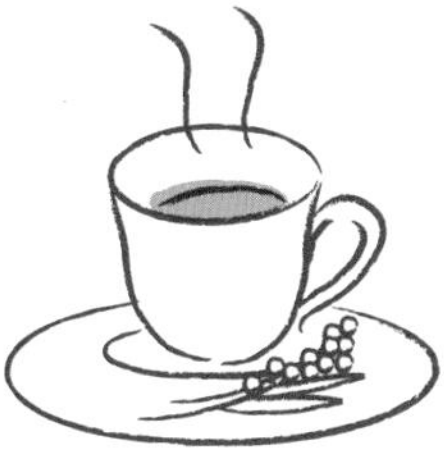

香草茶

放鬆效果佳的洋甘菊與茉莉。

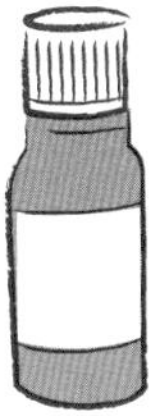

薰香精油

挑選喜歡的香味，若不知從何選起，可試試薰衣草或檀香。

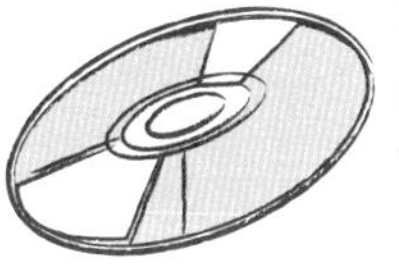

療癒音樂

推薦潺潺流水的大自然聲音與莫札特作品等。

乳房與睡眠息息相關

生長荷爾蒙最活躍的時段是晚上十點到兩點之間。要讓維繫美麗與健康的女性荷爾蒙保持平衡，絕對不能缺少優質的睡眠。特別是在青春期前後，如果未在這個時段好休息，會妨礙胸部發育。

話雖如此，還是會碰到無法準時就寢，或是上了床但就是睡不著的情形。若能善用一些助眠方法，即使睡得短，也能擁有好品質。

上圖的助眠小物只是眾多方法之一。其他還有在睡前一小時換成柔和的橘色間接照明、注視搖晃的燭火、閱讀不感興趣的書籍等等，請試著找到合用的助眠方法。

善用美容保養品呵護胸部

・增加彈性、保潤，還是拉提等，根據需求挑選適合的產品。

・若要用於輔助按摩，挑選質地滑順柔和的產品。

・身心放鬆下使用，對調節荷爾蒙平衡與自律神經也有正面作用。

呵護胸部的保養品

增加彈性

為鬆弛的胸部增加彈性與份量，打造柔軟渾圓胸型。

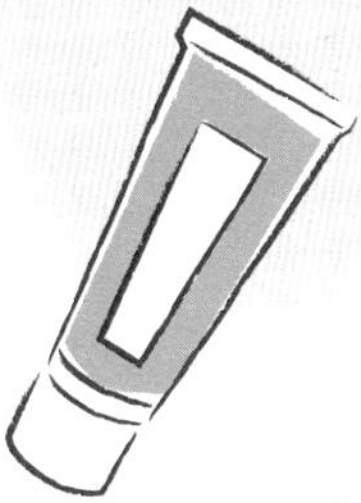

滋潤肌膚

促進皮膚再生、打造水潤肌膚、增加胸部彈性等。

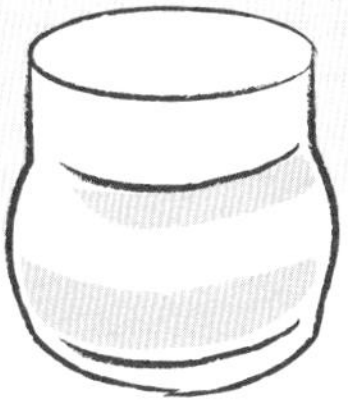

拉提

促進膠原蛋白生成，可望拉提萎縮下垂的胸部。

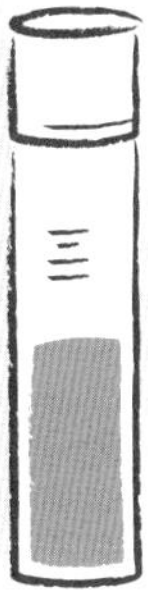

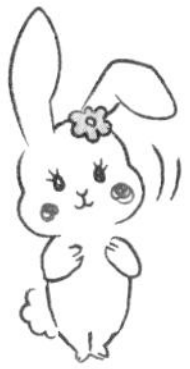

⚠ 注意 ⚠

與肌膚不合時請即刻停止使用。

利用沐浴後與就寢前的放鬆時間保養

如同頭髮與臉部的保養，想要精心保養肩頸胸一帶，可以選擇美胸專用的美容液及乳霜等。

許多美妝品牌都推出了不同成分與效果的美胸保養品，包括「保持彈性」、「增加滋潤」、「美白」等，根據個人期望達到的效果挑選適合的品項。

如果是提升按摩效果的輔助用品，除了講求滑順柔和，手感是否符合個人喜好也是一大重點。想要擁有更好的放鬆效果時，可以添加手邊喜歡的精油。

美容用品的成效依肌膚質地而異，若能愜意享受芳香環繞的時光，對於自律神經與荷爾蒙平衡亦有正面影響。

挑選保健食品要注意成分

- 不要只聽信廣告，檢視成分才易得到預期效果。
- 因為不是藥品，有些效果並不明確。

豐胸保健食品中常見的植物成分

野葛根

產於泰國森林的豆科植物根部乾燥而成。具有類似雌激素的強大作用，應用於豐胸與改善更年期障礙。

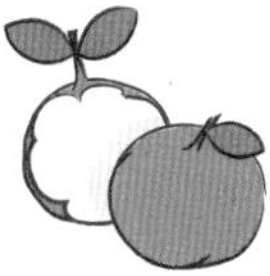

聖潔莓

馬鞭草科植物。被認為有平衡荷爾蒙作用，應用於改善經痛、月經不規律、經前症候群、更年期障礙，以及促進母乳分泌的藥用香草。

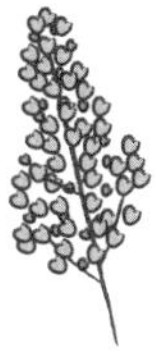

黑升麻

毛茛科植物。能緩解經痛與經前症候群的藥用香草，有平衡荷爾蒙的作用，可改善更年期障礙、自律神經失調與失眠等。

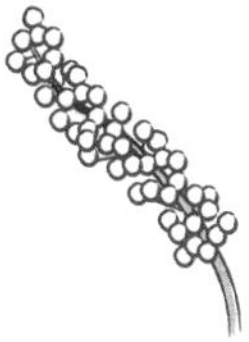

紅花苜蓿

豆科植物，富含異黃酮，除對子宮、乳房與卵巢有益外，對骨頭、心臟與血管也有效用，且可改善肌膚問題。

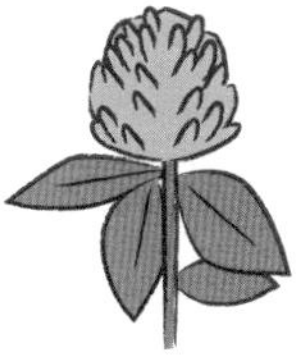

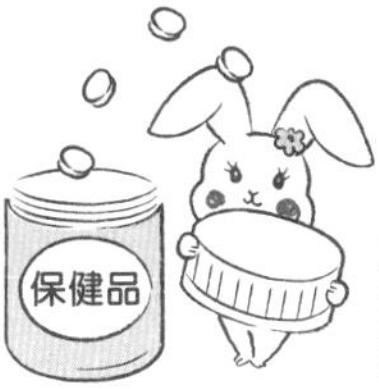

成長期、懷孕與哺乳中的女性，請諮詢專業人士建議再使用較安心。

成長期、懷孕及哺乳中的女性需慎重使用

宣稱能豐胸的保健食品，成分多半來自藥草。

其中受矚目的野葛根，含有比異黃酮類更強大的植物性雌激素，可發揮類似雌激素的作用，一般認為有助於豐胸。

另一種藥草聖潔莓有平衡荷爾蒙、改善經痛等功效。在選用保健食品時，確認所含成分，比較容易找到符合需求的產品。

不過保健食品並非藥物，用量指示及功效並無科學根據，在身體嬌弱的成長期、懷孕與哺乳期間，經專業人士評估後服用才安心。

有益於打造美胸的漢方

- 「當歸芍藥散」與「桂枝茯苓丸」可調節美胸所需的女性荷爾蒙。
- 效果緩慢，至少要持續服用一個月。

如何選擇適用的漢方

選擇符合體質的漢方效果會更好。

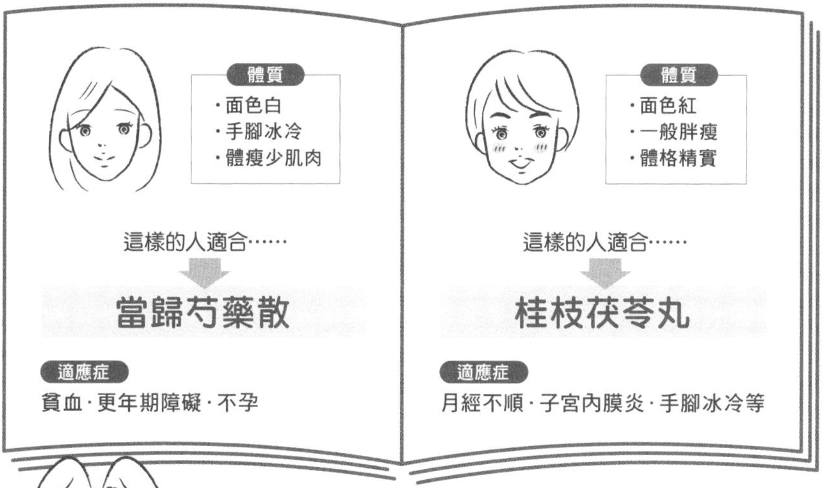
體質
・面色白
・手腳冰冷
・體瘦少肌肉
這樣的人適合……
當歸芍藥散
適應症
貧血・更年期障礙・不孕
體質
・面色紅
・一般胖瘦
・體格精實
這樣的人適合……
桂枝茯苓丸
適應症
月經不順・子宮內膜炎・手腳冰冷等

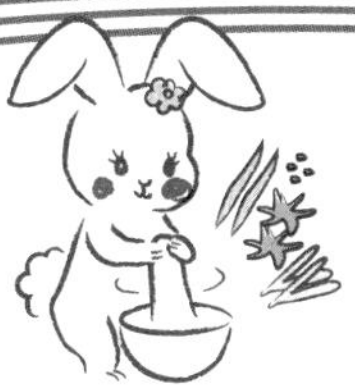

副作用低的漢方是女性保健良方

一聽到漢方，有人可能以為生病才會用到，其實對打造美胸也有幫助。

例如，「當歸芍藥散」與「桂枝茯苓丸」有調節女性荷爾蒙平衡的作用，而女性荷爾蒙正是維持胸部發育與美麗所不可或缺的。

如何選擇適合自己的漢方呢？

如上圖所示，臉白且瘦者適用「當歸芍藥散」，臉紅且骨骼堅實者適用「桂枝茯苓丸」。

漢方注重的不只是本身的功效，依照體質選擇配方才能提高效果。不過，漢方的效果是慢慢顯現，建議先持續使用一個月觀察狀況如何。

如果一開始不知如何選擇適合自己體質的漢方，可於購買時請教漢方藥局人員等專業意見。

讓豐胸小物成為好幫手

- 豐胸與護膚都有輔助小道具可用。
- 能夠樂在其中讓美胸動力源源不斷。

琳瑯滿目的快樂美胸小物

美胸按摩手

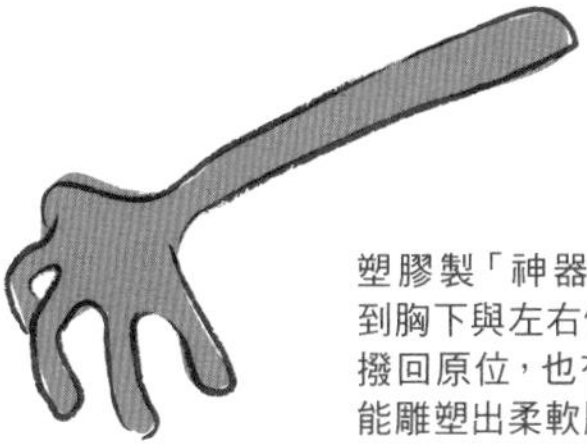

塑膠製「神器」，用來將跑到胸下與左右側的胸部脂肪撥回原位，也有按摩效果，能雕塑出柔軟胸部。

吸盤

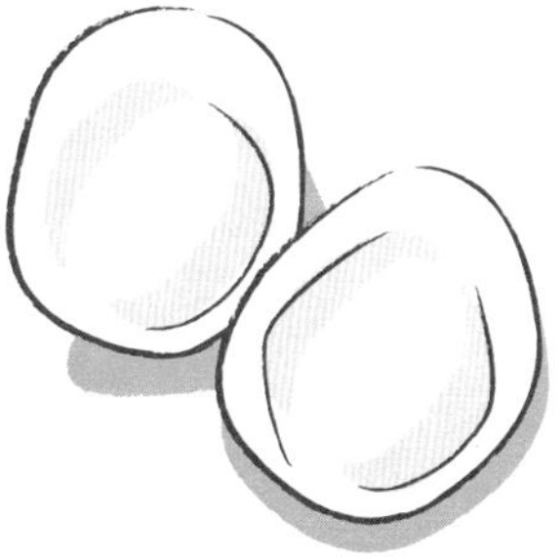

服貼於胸部，以適當的吸力吸附胸部，有按摩乳腺的效果。天天使用，胸部也許會變大……？

胸膜

敷在胸部的保濕膜，提升彈性與緊實。有各種香味可選擇。

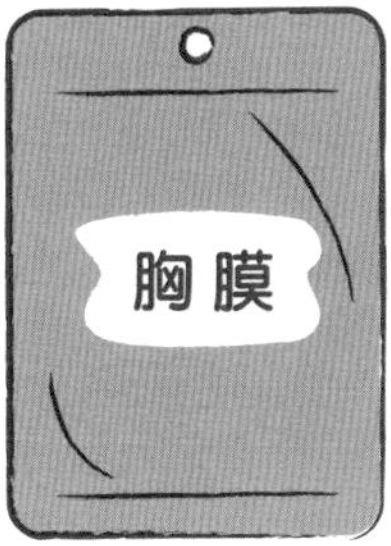

⚠ 注意 ⚠

任何產品都不宜過度使用。

找到喜歡的小道具 保養更有動力

藥妝店或雜貨鋪有著各式各樣的美胸輔助小物。

像是用來提升按摩效果或訴求豐胸的小道具，以及保養胸部肌膚的胸膜與敷胸霜等。

許多產品都設計得很可愛，光是擁有就有好心情。要是有一眼就看上或中意的小道具，不妨試著在每日的胸部保養中靈活運用。

活用輔助小道具，當保養變得輕鬆愉快，就會轉化成持久呵護胸部的動力。

若是覺得「想試試看，但不好意思去買」，有些產品可在網路購買，查查看吧！

想要立即見效
不妨試試美容SPA

- 美容沙龍有「變大」、「提升彈性」等各種效果與保養方法，挑選最打動妳心的吧！
- 讓專家檢視一下身體，對調整自我保養方式也有幫助。

偶爾享受一下奢侈保養

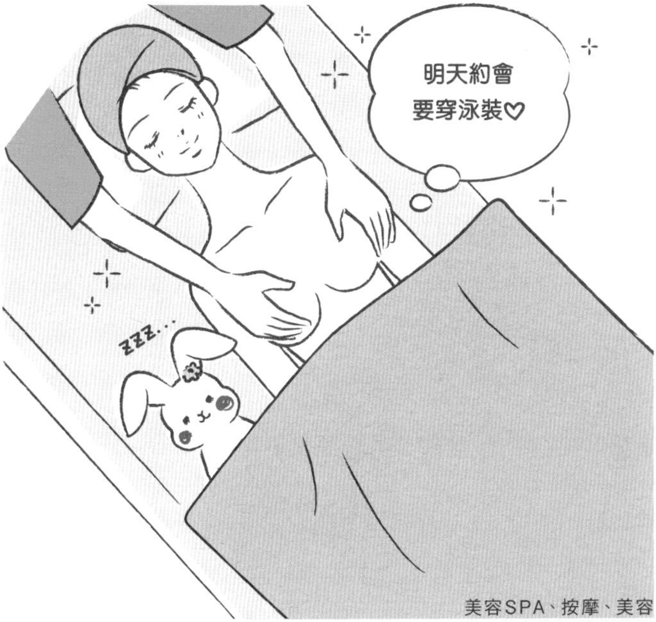

美容SPA、按摩、美容整體、整骨、針灸美容等方法不一。也有可配合「明天一天罩杯升級！」這種緊急需求的美容沙龍。

讓保養更速效的方法

沒有太多時間，又希望在結婚或重要活動時尋求快速有效的保養，交由專家代勞是一個方法。

例如，透過油壓或針灸促進淋巴與血液的循環，重現彈性光澤。或者是到美容整體沙龍，矯正身體歪斜與消除僵硬，讓胸部周圍的線條看起來更漂亮。

其他還有玻尿酸滲透及促進膠原蛋白生成的光療等方法各式各樣。其中還有整治後立刻上升一個罩杯的速效法。

當然，顯現的效果千差萬別，無法好好自我保養或提不起勁作胸部保養時，不妨善加利用。

美容整形

自體脂肪注射是豐胸手術主流

- 近年受矚目的是安全自然的自體脂肪豐胸手術。
- 評估手術優缺點，挑選適合自己的方法。

代表性的豐胸手術

種類	優點	缺點
自體脂肪注射 從腹部與大腿等部位抽取脂肪，注射到乳房。	·發生排斥反應與感染的風險較低。 ·外觀與觸感自然，X光辨別不出來。 ·可局部瘦身。	·最多只能提升兩個罩杯。 ·手術中無疼痛，但術後有少許漲痛感。 ·會形成小腫塊，可能干擾乳癌檢查。
玻尿酸注射 將玻尿酸注射到乳房。	·傷痕不明顯。 ·不易發生排斥反應。 ·手術時間短，幾乎不痛。	·無法大幅提升罩杯。 ·效果約維持1至2年。 ·會形成小腫塊，可能干擾乳癌檢查。
矽膠填充物 將形狀記憶型矽膠植入乳房。	·可提升兩個罩杯以上。 ·容易維持希望的形狀與大小。	·會有變形的狀況。 ·術後有漲痛感。 ·填充物可能破損。 ·填充物會干擾乳癌檢查。

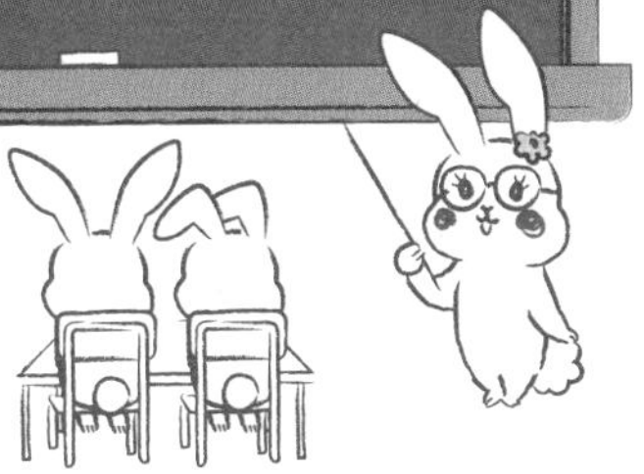

⚠ 注意 ⚠

任何手術都有其優缺點，且關乎醫生的經驗與技術。請至值得信賴的醫院仔細諮詢與評估再決定。具體的手術方法請請見下頁。

同時實現豐胸與局部瘦身

直到數年前，植入矽膠填充物仍是代表性的豐胸手術，而今自體肪脂注射植入被認為更安全且自然，作法是從自己的腹部與大腿等部位，抽取脂肪細胞再注入乳房。

其中，將脂肪濃縮，僅使用活性化脂肪細胞的技術手法尤其受到關注。優點在脂肪容易定型被身體再吸收，將胸部份量徐徐縮水的狀況控制在最小限度。

其他還有注射玻尿酸等方法，請仔細評估各種方法的優缺點後再作選擇。

近年來，「希望胸部變大」的諮詢逐漸減少，「擁有美麗胸型」、「變得更有型」等以美胸為目的而打算手術的女性則在增加中。

認識自體脂肪豐胸手術

- 抽吸脂肪↓進行注射，所需時間約3小時。
- 當天就可以回家，也不需要定期維護。

美容整形

手術豐胸過程

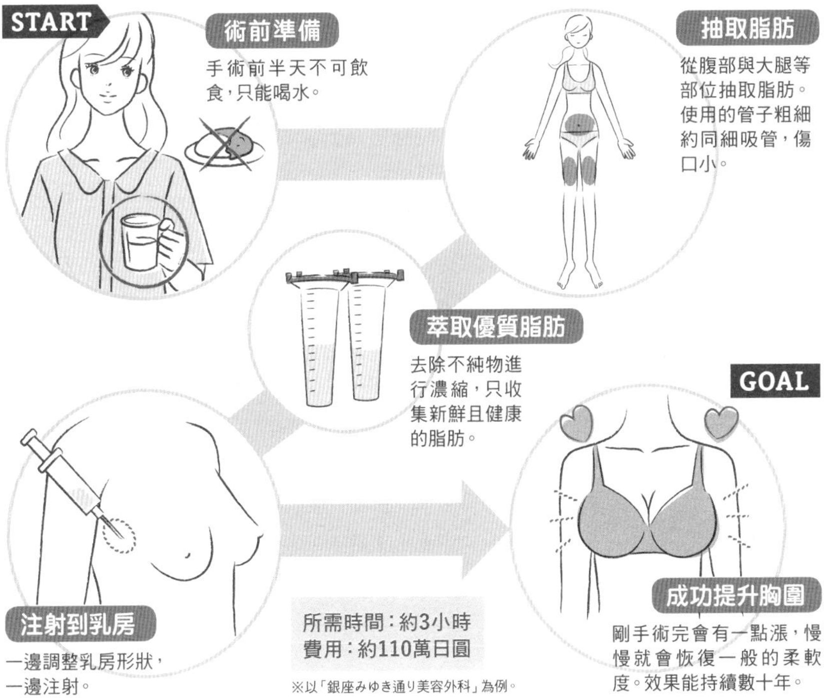
START
術前準備
手術前半天不可飲食，只能喝水。
抽取脂肪
從腹部與大腿等部位抽取脂肪。使用的管子粗細約同細吸管，傷口小。
萃取優質脂肪
去除不純物進行濃縮，只收集新鮮且健康的脂肪。
GOAL
注射到乳房
一邊調整乳房形狀，一邊注射。
所需時間：約3小時
費用：約110萬日圓
※以「銀座みゆき通り美容外科」為例。
成功提升胸圍
剛手術完會有一點漲，慢慢就會恢復一般的柔軟度。效果能持續數十年。

短短幾小時就能美胸兼局部瘦身

首先，手術前的半天只能喝水。手術時間約3小時。先從腹部與大腿等數個部位取出皮下脂肪，當場去除不純物。

接著開始從腋下等處注射脂肪。**計算之後身體再吸收的量，注入比理想尺寸稍多一點的量。**

注射完畢縫合腋下，會使用麻醉因此不會覺得痛。術後包覆繃帶或裝上束帶直到穩定為止，有人會出現少許內出血或是如同肌肉痛的痛感。

視傷口癒合狀況拆線，有時需回診數次檢查，之後就不必特別照護。傷口不明顯，形狀自然，不必擔心被他人發現。

靠擦藥提亮泛黑乳頭與乳暈顏色

・防止色素沉澱，促進皮膚再生。

・比市售藥品效果佳。

・欲試用者可至美容外科或皮膚科就診。

美容整形

擁有夢想中的蜜桃色乳頭

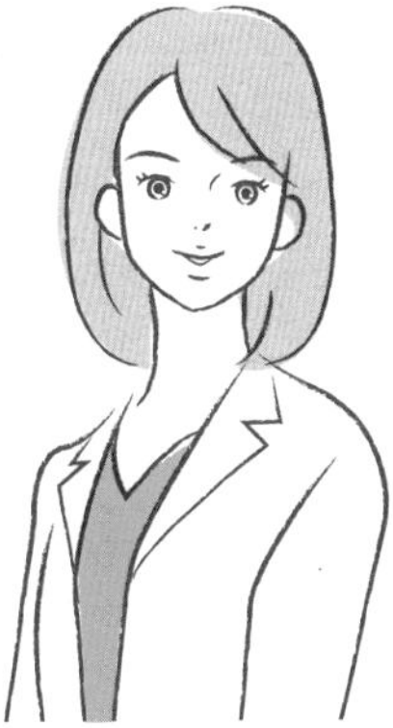

用藥說明

●兩種藥品

對苯二酚
抑制黑色素生成

A酸
排出皮膚深層的黑色素

●快則3個月可看到效果

以3個月一個療程，接著休息兩週。若要提高效果再塗抹3個月。

●必須接受醫生指示用藥

接受指導，配合體質用藥，容易收到更好效果。

期間：約3個月
費用：約8萬日圓

※以「銀座みゆき通り美容外科」為例。

※懷孕中、哺乳中及打算懷孕的女性不可使用。

使用兩個月後 提亮兩個色階

乳頭顏色變深雖然不會影響原有功能，但多數人仍憧憬淺色或粉紅色。

事實上，如同臉部除斑，乳頭與乳暈的顏色也可以塗抹專用藥膏來淡化。

舉例來說，對苯二酚可防止色素沉澱，A酸則以類似輕微發炎的方式，促進皮膚新陳代謝。

一天1至2次持續塗藥，黑色素會逐漸減少，經過2到3個月後，乳頭的顏色約可提亮兩個色階。

在使用期間需定期接受醫生診察，視情況調整濃度以免傷及肌膚，用起來才安心。

美容整形手術能縮小乳頭

・太長或太粗都能調整。

・若日後有哺乳打算可保留乳管。

美容整形

調整乳頭太長或太粗的手術均可保留乳管

切短手術

切除時保留乳管，仍可哺乳。切掉乳頭前端的方法則是不保留乳管。

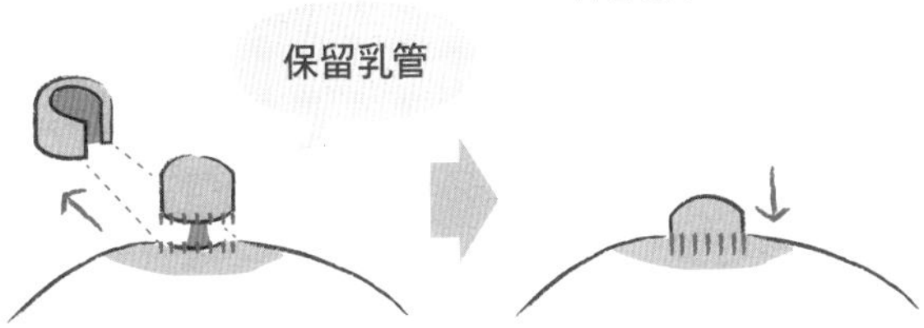

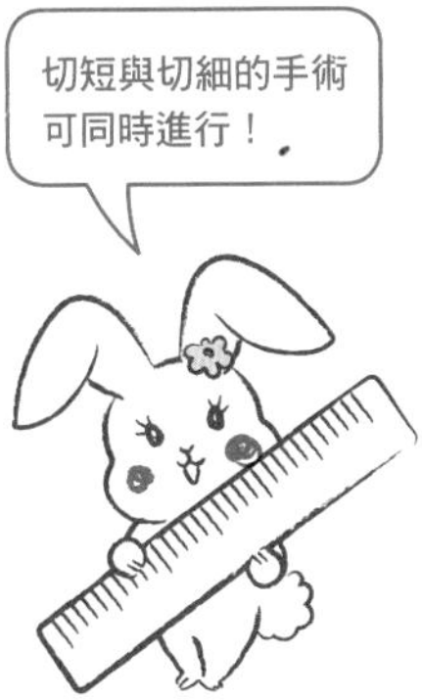

切細手術

因為是切除部分乳頭，保留下乳管。若切除範圍大，有時會分數次進行。

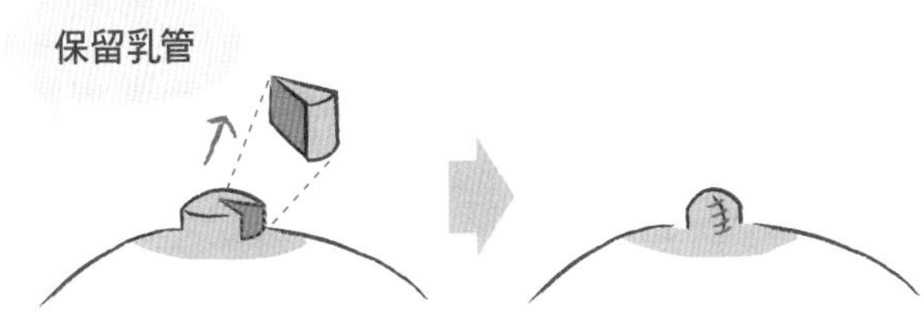

所需時間：約1小時
費用：約35萬日圓

※以「銀座みゆき通り美容外科」為例。

乳頭可以經由美容整形手術縮小

在有關乳頭的診療中，多數是想要改善「乳頭太粗」、「乳頭太長」的問題。

不論是天生乳頭就比較大或是因為哺乳變大的，都可以透過美容整形手術使乳頭變得小巧。

手術分成保留乳管以便哺乳，以及不留乳管兩種方法。請仔細請教醫生，選擇適合的手術方法。

手術約1小時結束，有麻醉不會痛。只在注射麻醉劑時會覺得痛。

乳頭原本就是傷口易痊癒的部位，所以疤痕並不明顯。隔天開始就能洗澡與工作。

另外，請不必擔心會失去感覺而變得冷感。

以矯正器改善擠壓時會凸出的凹陷乳頭

・持續使用「乳頭吸引器」拉出乳頭不再回縮。

・對於只膨出一點點的扁平乳頭也有效。

可以輕鬆護理的乳頭吸引器

輕重度的判斷依據

輕度	擠壓乳頭會凸出來，但沒多久又縮回去。
重度	完全陷入乳暈內無法拉出。

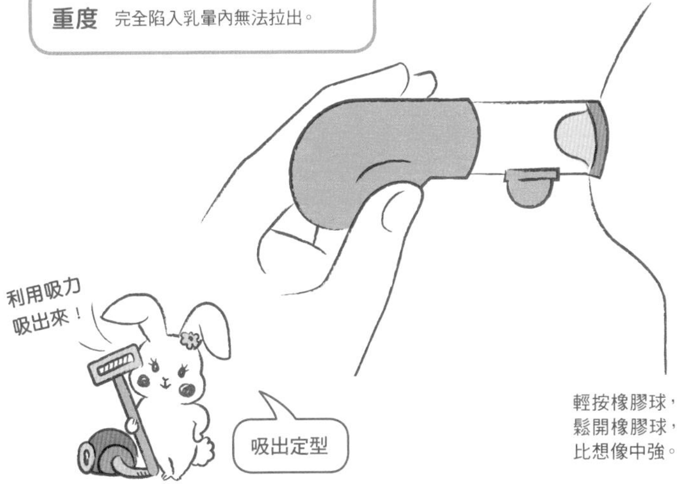

輕按橡膠球，將吸出頭抵住乳頭。鬆開橡膠球，乳頭即被吸出。吸力比想像中強。

正常乳頭突然凹陷，需考慮是否源於疾病，請至婦科或整形外科就診。

哺乳不便 且可能引發乳腺炎

「乳頭凹陷」是指乳頭埋入乳暈的狀態。另外，乳頭微凸，甚至呈平面狀態的稱為「乳頭扁平」。

乳頭未凸出於乳暈平面，原因並非乳管發育不良，而是纖維化變硬所致。若置之不理，也會出現無法順利哺乳或乳腺炎等問題。

試著擠壓一下乳頭，若會凸出來，多數可自行加以調整。像是使用市售的乳頭吸引器拉出乳頭加以定型，或是趁懷孕乳房變大時以手指拉出乳頭等，有些人能因此得到改善。

若是乳頭完全埋入的重度凹陷乳頭，強行拉出乳頭會受傷，請至婦科或整形外科就診，尋求對策。

美容整形

完全凹陷的乳頭可以手術治療

・若保留乳管，術後也能哺乳。

・可事先向保險公司確認是否有給付。

乳頭凹陷手術的重點

●要不要保留乳管

基本上乳管切除也不會有問題，但若打算哺乳就要加以保留。

●會不會再度凹陷

較嚴重的狀況手術後可能會復發。可選擇不易再度回縮的手術方法。

●疼痛與傷疤

因為有麻醉，手術中不會覺得痛。而乳頭傷口容易癒合，疤痕不明顯。

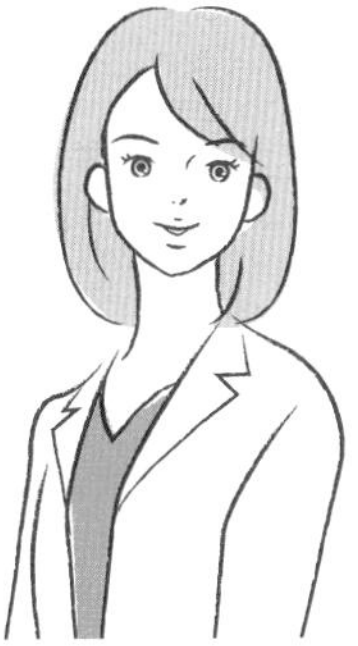

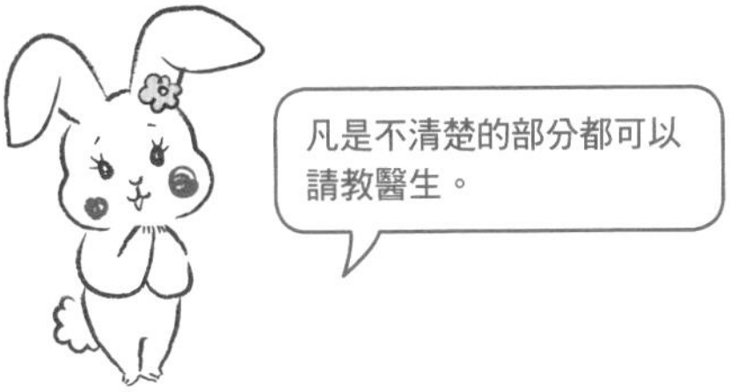

手術時間：約1小時
費用：35萬日圓左右
※有的保險會給付

※以「銀座みゆき通り美容外科」為例。

手術方法 依症狀程度而異

矯正乳頭凹陷是整形外科或美容外科等科別的手術。因為與哺乳有關，視症狀程度與醫院，有的保險會給付。

手術有兩大重點：

①將乳頭確實拉出，防止再度凹陷。

②若計畫要哺乳就保留乳管功能。

輕度凹陷的手術方法是將線穿過乳頭向上拉出，再固定基底部分。

如果是重度凹陷，就不只是拉出乳頭加以固定，有時還要切開乳頭，剝除纖維化的乳管沾黏，從更深處往上拉。

不保留乳管的手術方式難度較低，保留乳管功能的手術需要更高的技術。

美容整形

手術可縮小乳暈
也能清除周圍小疙瘩

・乳暈無法加大但可縮小。

・可在不影響健康的範圍內清除乳暈旁的小疙瘩。

乳暈相關手術

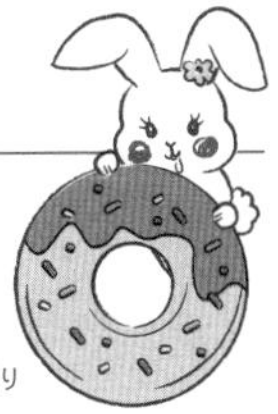

乳暈縮小手術

手術時間：約2小時
費用：45萬日圓左右

※以「銀座みゆき通り美容外科」為例。

切除位置		優點	缺點
乳頭與乳暈交界處	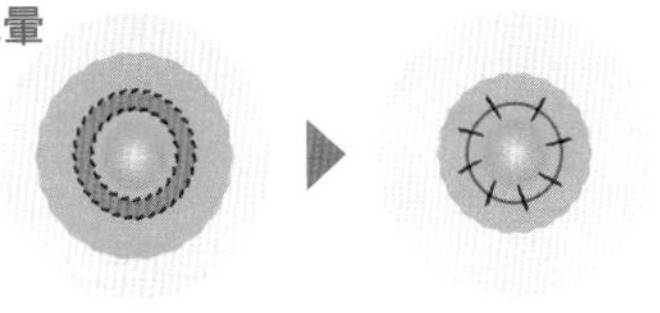	疤痕範圍小	縫合處會留下白疤
乳暈外緣	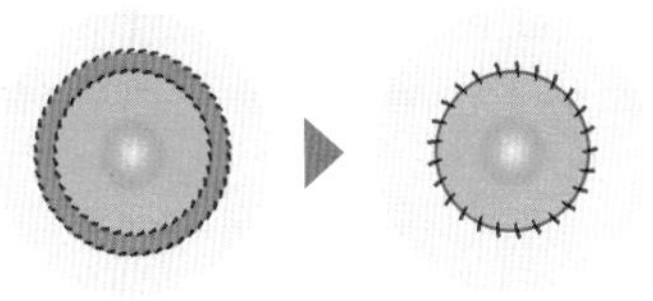	若乳暈界線清楚，疤痕並不明顯	疤痕範圍大

乳暈小疙瘩切除手術

手術時間：約1小時
費用：1顆3萬日圓

※以「銀座みゆき通り美容外科」為例。

方法類以切除疣或小肉瘤。可與乳暈縮小手術同時進行。

若形成精神負擔 可考慮接受手術

將乳暈如同甜甜圈般切除一圈，縮小面積再縫合，這樣就變小了。

根據要縮小的程度及接受手術者的狀態，決定是要從乳頭與乳暈交界處切除，還是沿著乳暈外緣切除。兩種手術都是在麻醉下進行，不會感到疼痛。術後仍保有哺乳功能。

生長在乳暈旁像疣般的小疙瘩也能以手術切除。這些小疙瘩是皮脂腺「蒙哥馬利氏腺」為保護乳頭與乳暈所分泌的皮脂。雖然無礙健康，但如果在意太大或太多，可在不影響健康的範圍內切除。手術一樣有麻醉，不會痛，術後服用止痛藥便不會影響日常生活。

第3章

預防疾病
擁有健康乳房

令人擔心的胸部痛、脹及怪異感。

「生病了嗎？」

「會不會很嚴重？」

為了消除這樣的焦慮不安，

擁有正確的知識很重要。

本篇整理了可於萬一時派上用場，

不致輕忽疾病的重點須知。

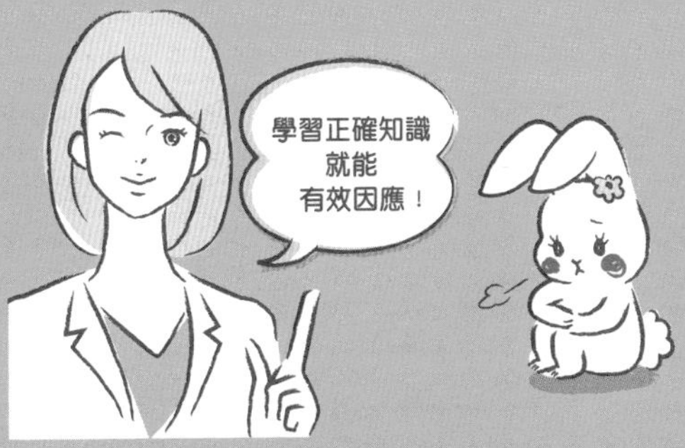

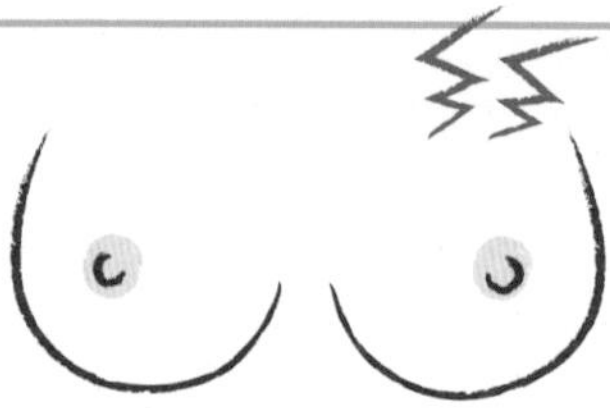

乳房感到

劇烈疼痛

↓

可能是

- 乳腺炎（見124至127頁）
- 乳癌（見126至135頁）

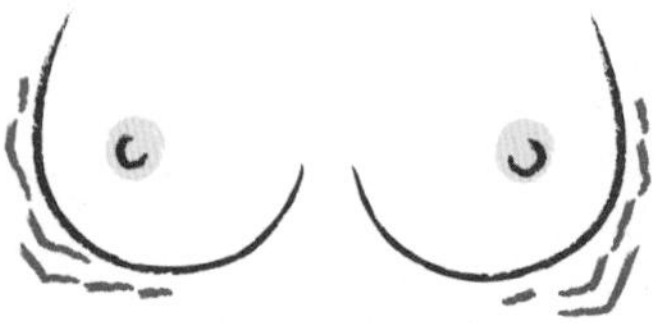

乳房感到

變硬脹痛

↓

可能是

- 乳腺症（見124至127頁）

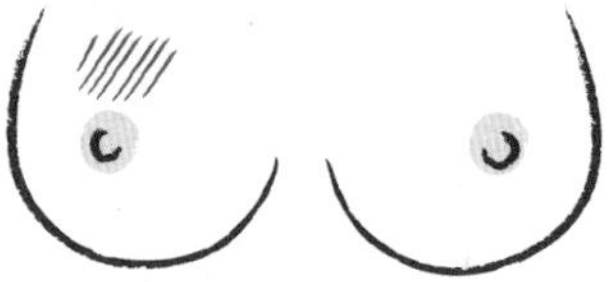

乳房

不會痛但

發紅或腫脹

↓

可能是

- 乳癌（見126至135頁）

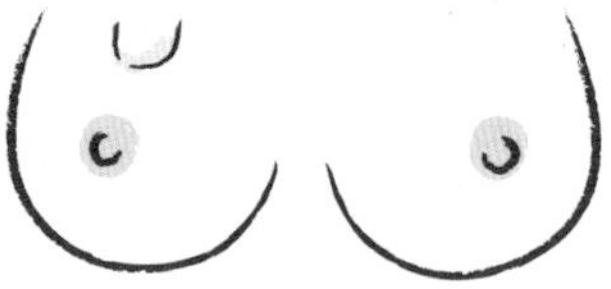

乳房

出現凹陷

↓

可能是

- 乳癌（見126至135頁）

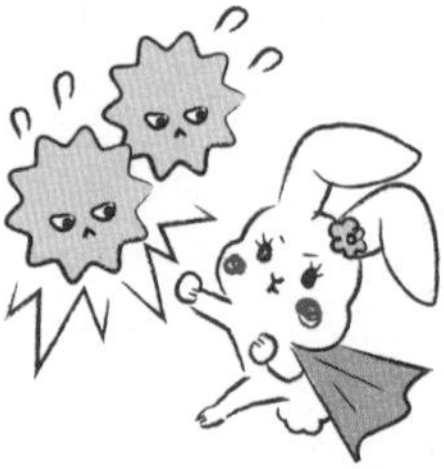

⚠ 注意 ⚠

症狀的表現因人而異，如果覺得擔心請看乳房專科醫生。如何挑選醫院請見138頁。

乳房相關疾病與症狀

提及乳房疾病，多數人會首先想到乳癌吧。其實除乳癌外，還有各式各樣的相關疾病，並非一有異常就直接連結到乳癌。一起來學習正確知識，出現變化時就不會過度擔心，能夠適當因應。

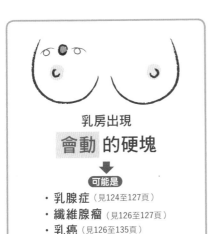

乳房出現

會動 的硬塊

↓

可能是

- **乳腺症**（見124至127頁）
- **纖維腺瘤**（見126至127頁）
- **乳癌**（見126至135頁）

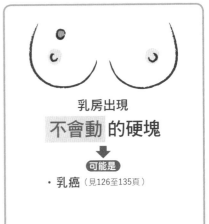

乳房出現

不會動 的硬塊

↓

可能是

- **乳癌**（見126至135頁）

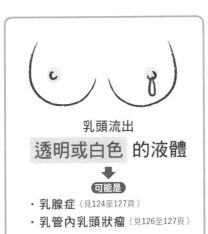

乳頭流出

透明或白色 的液體

↓

可能是

- **乳腺症**（見124至127頁）
- **乳管內乳頭狀瘤**（見126至127頁）

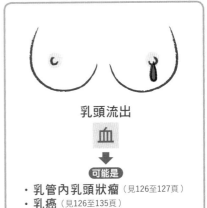

乳頭流出

血

↓

可能是

- **乳管內乳頭狀瘤**（見126至127頁）
- **乳癌**（見126至135頁）

需要注意的乳房疼痛與不必擔心的疼痛

- 月經前的暫時性脹痛不是病，可不必擔心。
- 即使月經結束仍持續疼痛，有可能是乳腺症或乳腺炎。

乳腺炎必須接受治療

名稱相近但症狀不同的「乳腺症」與「乳腺炎」

乳腺症

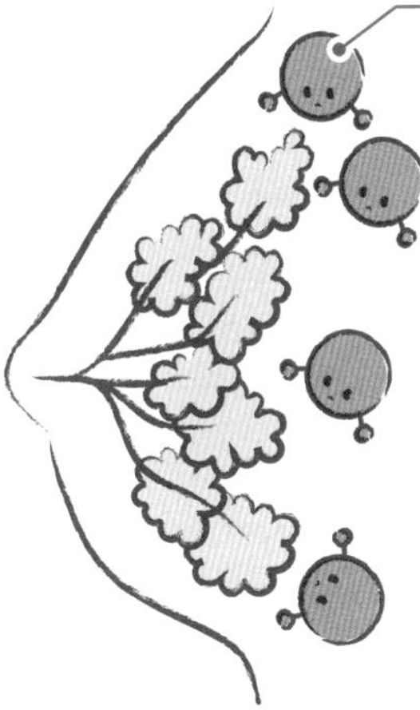

女性荷爾蒙失調，類似經前胸部脹痛持續。不是疾病，不需治療。

乳腺炎

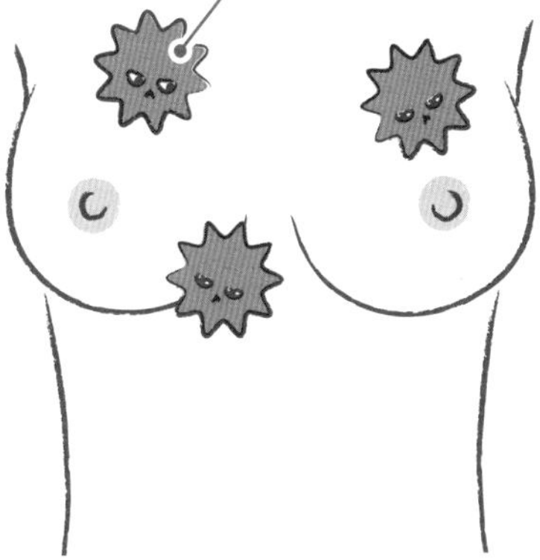

哺乳中易得的疾病。分成細菌由乳頭入侵造成乳腺感染，以及母乳堵塞乳腺引起發炎兩種狀況。

疼痛不一定是生病 如果擔心請去看醫生

月經要來之前因乳腺增生，乳房容易脹痛，等月經來了脹痛就會消失。

要是**月經結束疼痛仍持續，可能是乳腺症**。此症狀是乳腺疾病中最常見的，特徵是易生成數個硬塊，但是屬於良性，不必擔心。

哺乳期間乳房會痛，很可能是乳腺炎。受細菌感染導致劇烈疼痛且伴隨高燒，必須用抗生素等治療。

如果在意乳房的疼痛，最好將何時開始痛、痛多久、怎樣的痛法等記下來。如果疼痛持續一段時間，請就醫並詳細告知醫生症狀。

乳房腫塊不等於乳癌

- 大部分是不會惡化的良性腫瘤。
- 若是腫塊不會動、硬如石頭，則乳癌的可能性較高。

纖維腺瘤與乳腺症也會形成良性腫瘤

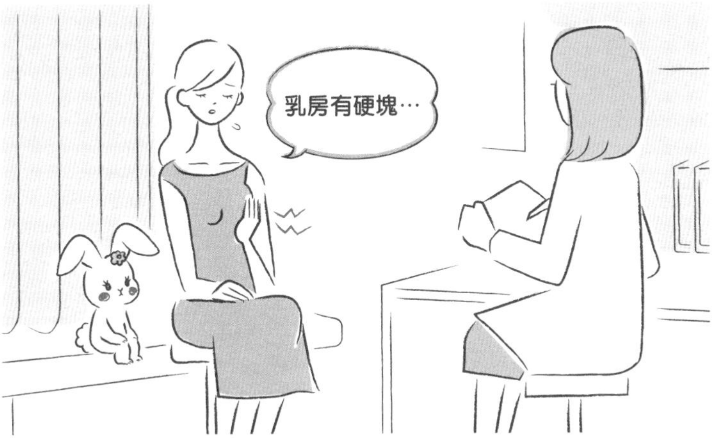

纖維腺瘤
碰觸會滑動。呈圓形、界限清楚、有彈性。

乳腺症的腫塊
觸感柔軟，與周圍的界限不清楚。月經前變大，月經結束就變小。

乳癌
摸起來像是與周圍組織黏連，邊界不清楚，按下去也不會動，硬如石塊。

確認是否有硬塊的方式請見132頁

發現硬塊要就醫確認

突然在乳房發現硬塊，可能會感到驚慌，懷疑是不是得了乳癌等重病。

並不是所有的腫瘤都是惡性的，先不要過度擔心。舉例而言，好發於20至40歲女性的「纖維腺瘤」，以及乳腺症所形成的腫塊是良性的，基本上不需要接受治療。

乳管中長出疣般腫塊的「乳管內乳頭狀瘤」也是良性腫瘤。其他還有與乳癌難以區分的症狀，像是乳頭有分泌物與出血。

症狀各式各樣，要自行辨別硬塊是很困難的，自行診斷很危險。一旦發現硬塊，就醫確定原因也可求心安（如何挑選醫院請見138頁）。

乳癌是女性最容易罹患的癌症

・家族病史、體型、有無生產等都與發病風險有關。

・若能早期※治療，治癒率約可達九成。

※指腫塊在2㎝以下，未轉移至淋巴結的狀況。

乳癌的高危險因子

符合的項目愈多愈易得到乳癌

- ☐ 高齡生第一胎
（30歲以上才生第一胎，含未曾生育者）
- ☐ 初經早（11歲以下）
- ☐ 停經晚（55歲以上）
- ☐ 長期接受荷爾蒙療法
- ☐ 母親或姐妹等家族內有人得乳癌
- ☐ 常喝酒
（每天喝兩杯以上的啤酒）
- ☐ 曾罹患子宮內膜癌、卵巢癌
- ☐ 有得過乳房良性疾病
- ☐ 肥胖

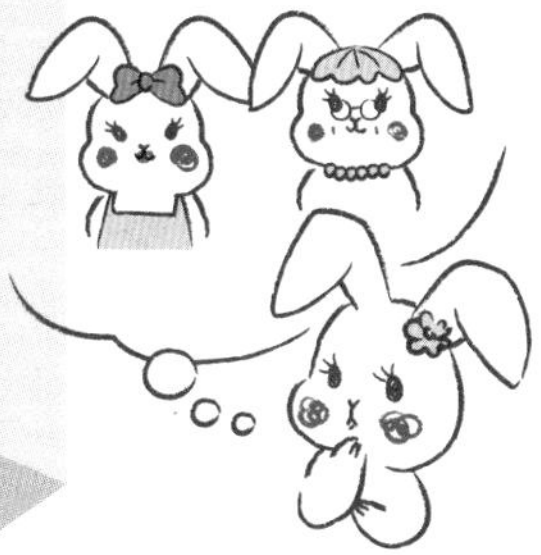

母親、外婆或姐妹等，家族內有人罹患乳癌者是高危險群。

參考／《簡單易懂最新醫學》（主婦之友社）

高危險群 應早日接受檢查

乳癌是發生於乳腺的惡性腫瘤，罹患率從35歲開始增加，45歲達到最高點。

癌症的確是可怕的疾病，但與其他癌症相比，乳癌的增生速度是較慢的，只要能早期發現，有許多病例顯示並不會致命。

根據日本乳癌協會的調查，若發現時是第一期（腫塊在2㎝以下，未轉移至淋巴結），早期治療存活率高達89．1％，可見是能夠克服的。

乳癌發生的原因很多，並無特定因素，但有一些已知的危險因子。

例如，當符合多個上表列出的項目時，致病風險會比較高，所以從年輕就開始定期接受檢查更安心。

乳癌自我檢查①

觀察確認

・乳癌是少數可經由自我檢查發現的癌症之一。

・每天都對著鏡子觀察，微小變化也變得容易察覺。

自我檢查時注意這些重點！

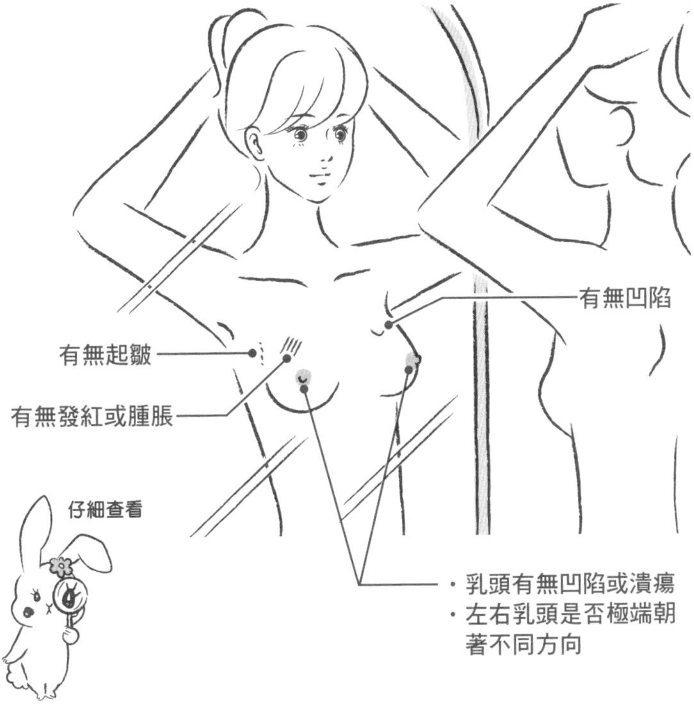
有無凹陷
有無起皺
有無發紅或腫脹
仔細查看
・乳頭有無凹陷或潰瘍
・左右乳頭是否極端朝著不同方向

目的在及早發現「異於平常」之處

萬一罹患乳癌，要是早期發現，可以從多個選項中選擇符合意願的治療方法。

即使是手術，如果能選擇對身體負擔少的乳房保留手術，術後的生活與之前幾乎不會有什麼改變。

為了早期發現癌症，最重要的莫過於每天自我觀察檢視乳房。因為熟知平日狀態，只要有一點異常就能輕易察覺。

有人可能會覺得每天檢查很麻煩，其實只要在洗澡時對著鏡子查看乳房就可以了。請按照圖示重點，將手臂舉起、放下進行檢查。

乳癌自我檢查②
觸摸確認

- 分成站立觸摸與平躺觸摸。
- 月經前乳房會發脹宜避開，於月經開始後進行檢查。

以螺旋狀觸摸檢查

❶ 站立觸摸

大拇指外的其餘四指併攏，以螺旋狀觸摸檢查，從乳房外側開始朝內側移動。分別於手臂抬起狀態與放下狀態檢查。

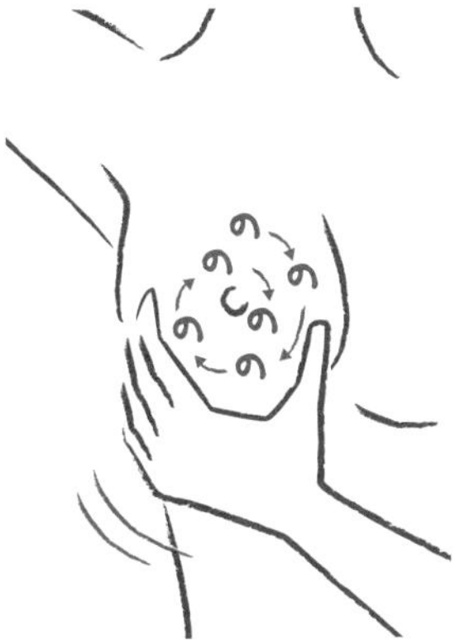

癌症好發位置在外側上方

右邊乳房

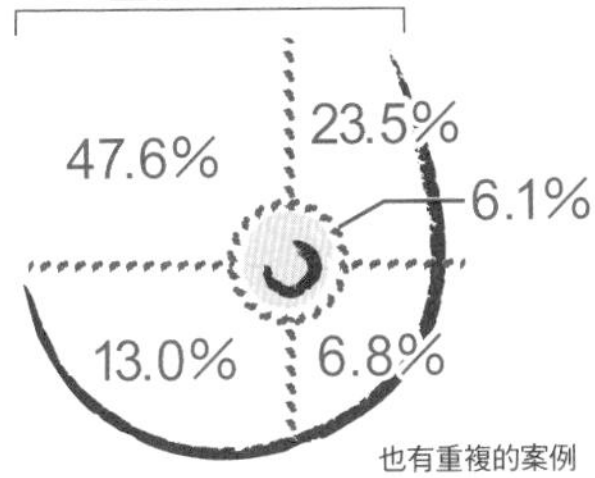

整體3.4%
47.6%
23.5%
6.1%
13.0%
6.8%
也有重複的案例

不論左右，腫塊好發於乳房外側上方，請仔細檢查確認。

參考／全國乳癌患者登錄調查報告 第32號2000

❷ 平躺觸摸

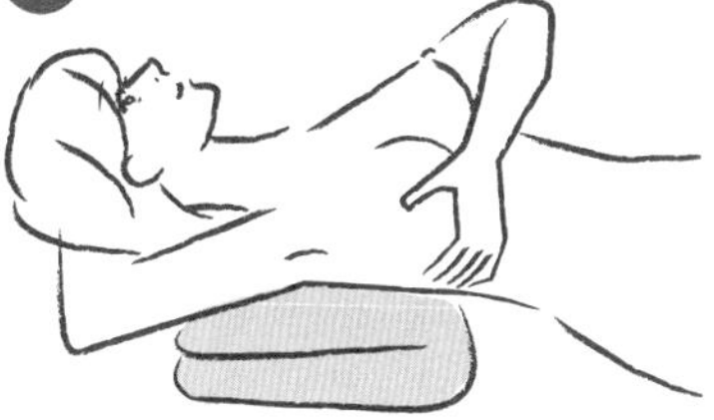

平躺，在肩膀下方墊放毛巾等物，觸摸方式與①相同。

觸摸檢查 可一個月進行一次

自我觀察檢查乳房後，接下來是觸摸檢查。基本的作法如圖所示。

以站姿和平躺兩種方式進行，可以觸摸到乳房的各個位置，容易發現硬塊。腋下也要一併仔細檢查。

乳癌的硬塊與月經時乳房脹大的觸感不同，大多硬如小石塊且不會動，摸起來像豆子上面放了蒟蒻的感覺。

月經前乳房會脹大，如果有硬塊也不易摸到，最好是在月經開始後5到7天進行。注意指甲太長要剪短，避免傷及肌膚。一個月進行一次觸摸檢查是OK的，請養成習慣作好乳房自我檢查。

超音波和乳房攝影是乳癌篩檢的主要方法

- 乳房攝影＝乳房專用X光檢查。
- 兩者各自利用其特性進行檢查。

兩種檢查有何不同？

超音波檢查

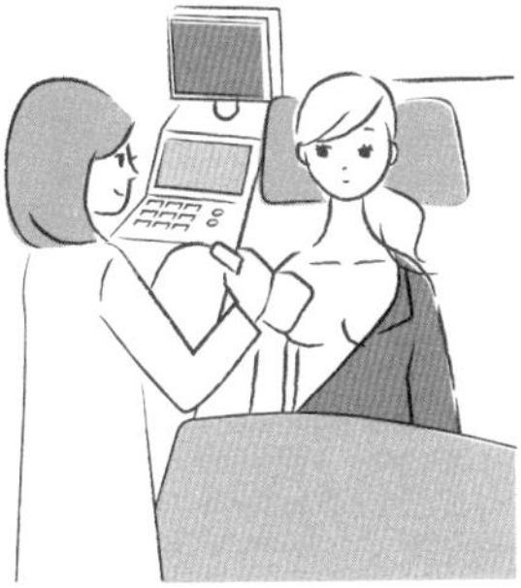

優點

・不受乳腺密度影響。
・無輻射，孕婦也可接受檢查。
・可發現3mm的惡性腫瘤。

缺點

・不易發現鈣化（極小硬塊的徵兆）。
・因醫生技術會出現差異很大結果，有疏漏之虞。

乳房攝影

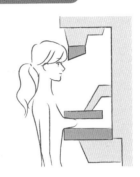

優點

・可確實發現1.5cm以上的腫瘤，不受醫師技術左右。
・可判別鈣化。
・容易發現隱藏於脂肪的癌症。

缺點

・若乳腺密度高，不易發現癌症。
・使用X光，雖然很低但仍有輻射風險。

依年齡選擇適當的篩檢方法

乳房超音波是發射音波掃瞄乳房，經由反射波來檢查乳房內部結構的方法。即使乳腺多也能清楚顯示小硬塊，適合乳腺發達的40歲以下年齡層。

不過，超音波不易發現鈣化，所以健康檢查時大多會加進乳房攝影。

所謂乳房攝影就是乳房X光檢查，以兩塊板子夾緊乳房進行X光攝影。能清楚顯示藏在脂肪中的腫瘤，適合脂肪較多的40至50歲以上年齡層。

接受乳房攝影時有些人會因乳房被夾緊而覺得痛，於月經過後檢查會比較不痛。

兩邊乳房大小不等未必是疾病造成的

- 肌肉附著方式及身體歪斜也會讓左右胸產生差異。
- 僅單邊大小急遽變化時就要留意。

日常生活習慣也會造成不平衡

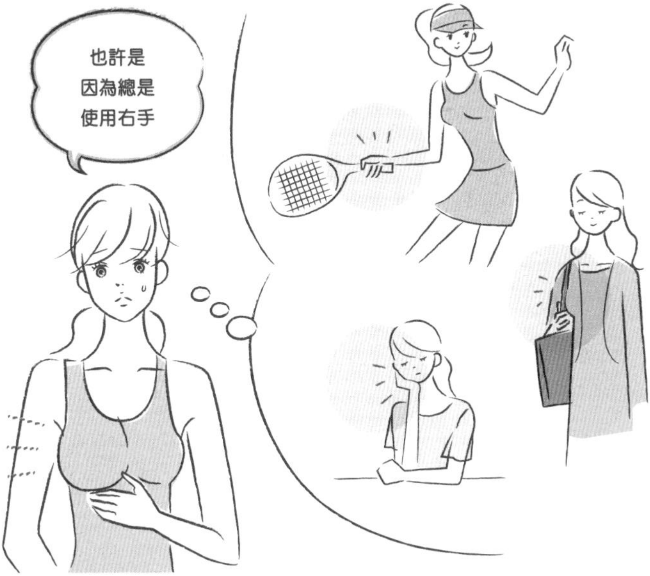

一直使用慣用手運動，或是以同一隻手拿包包，使單邊胸大肌變大，會造成左右乳房大小不一。以手托腮或翹腳，讓身體產生歪斜，也是造成左右不對稱的原因。

留心突然出現的變化

人的身體原本就不是左右完全對稱，所以乳房左右有差異也是自然的。而日常生活習慣也會導致兩邊不一樣大。

例如一直使用慣用的那隻手，同側的胸大肌會比較發達，結果只有同一邊的乳房變大。

此外習慣翹腳導致身體歪斜，也可能使左右乳房不對稱。

身體歪斜會讓血液循環變差，一旦歪斜側的胸部周圍血流不佳，營養便難以送達，乳房大小不一也就不足為怪了。

如果大小差異是生活習慣使然，會緩慢變化，要是單邊突然變大等異常狀況，可能表示生病了，還是要去醫院檢查。

疾病、健檢、美容整形……
依需求挑選醫院

・若擔心乳房疾病，可看有乳房專科醫生的乳房科或乳房門診。

・不知如何選擇時，先請教家庭醫生也是一個辦法。

要去哪家醫院比較好呢？

如果是乳房疾病…

大學附設醫院・綜合醫院
(外科或乳房外科等)

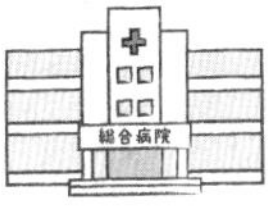

優點

・可同時接受精密檢查與治療。
・有可能是乳房以外的疾病時也能處置。

缺點

・若無轉診單，醫療負擔較大。
・多半是混合式，一個人的看診時間較少。

乳房專門診所・婦產科

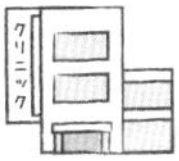

優點

・檢查結果很快就出來，也能迅速與大學附設醫院等處連繫。
・享有細膩服務。

缺點

・若需住院或大型手術會有困難。

如果是健康檢查…

內科、婦產科與健檢醫院等

關於肌膚與美容…

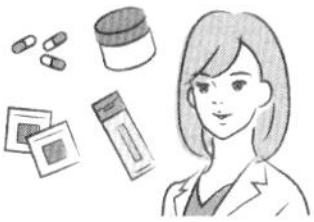

皮膚科、美容外科、醫美診所等

乳房有專門的診療部門

專門診治乳房疾病的是乳房專門診所或是隸屬外科的乳房外科。大學附設醫院等綜合醫院則大多由外科負責。

當然也可以到其他醫院看診，例如專治女性疾病的婦產科也設有乳房門診，且部分婦科或產科也兼乳癌檢查。

若感到困惑，可請內科或婦科的家庭醫生推薦，或至綜合醫院詢問有無乳房專科醫生。

此外，肌膚方面的問題可看皮膚科，有關外觀與整形就選擇美容外科等。

結語

以簡單又能持續的方法，先嘗試進行一個月

子宮所分泌的女性荷爾蒙
與胸部息息相關，彼此影響。

因此，好好保養胸部，
對於提升女人味
與常保美麗也有幫助。

許多生活習慣能讓胸部變得更美麗，
但要同時實踐多個習慣並不容易。

重點不是要將本書介紹的保養全盤接收，
而是從一至兩種可以馬上實行，
且持續樂在其中的項目開始進行。

雖然看似小事，若持續一個月就會產生自信，
再自然而然養成習慣時，
就能看到效果。

用心保養，妳一定能夠注意到
自己之前不曾察覺的胸部魅力。

萬一對胸部的自卑感
已經成為精神負擔，
也可選擇接受治療或手術。

關於美容整形記載於第2章，
我想應該可以作為各選項的判斷依據。

希望本書能成為妳珍惜呵護胸部的契機，
幫助妳打造理想的胸型。

銀座みゆき通り美容外科
北村珠希

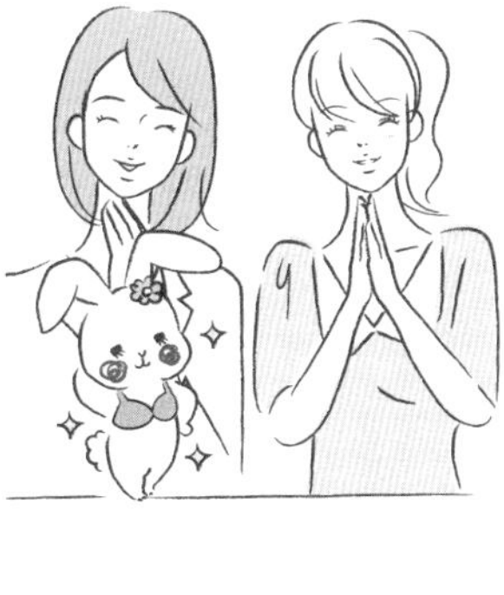

參考文獻 ※排序無特別意義

《婦科．乳腺外科疾病Visual Book》（暫譯）落合慈之監修／學研Medical秀潤社

《最新版女性醫學百科：一次弄懂青春期．性成熟期．更年期的煩惱與疾病症狀》（主婦之友新實用BOOKS Clinic）（暫譯）女性健康週間委員會監修／主婦之友社

《乳房：一段自然與非自然的歷史乳房科學》佛羅倫絲．威廉斯著／東洋書林

《母乳哺育常見問題與因應對策》（暫譯）立岡弓子著／日總研出版

《乳房聖經　南雲式護理幫你打造美麗與健康》（暫譯）南雲吉則著／小學館

《3D圖解穴道淋巴按摩按對最有效》加藤雅俊著／高橋書店

《女名醫教妳這樣擺脫身體不適》（暫譯）吉木伸子著／主婦之友社

《哺乳媽媽的乳房自我照護》（暫譯）山川不二子著／MEDICA出版

《彩色圖解　肌肉的構造與功能事典》（暫譯）石井直方監修／西東社

《健康生活必知的營養常識》白鳥早奈英監修／學研Publishing

《預防乳癌這些事你一定要知道》（暫譯）島田菜穗子監修／日本醫療企畫

《給患者的乳癌診療指南2016年版》（暫譯）日本乳癌學會編／金原出版

《簡單易懂最新醫學系列－－乳癌）》（暫譯）山內英子著／主婦之友社

《Dr.南雲吉則的乳癌百話》南雲吉則著／主婦之友社

《女性醫療大全》（暫譯）太田博明編輯／Medical Review

《圖說乳房全書》（暫譯）Martin Monestier著／原書房

《名醫與治療漢方事典》（暫譯）週刊朝日編／朝日新聞社

《影音直授．美胸女王：早晚10分鐘，豐滿、集中、美型&健康》神藤多喜子著／池田書店

《美胸達人的美乳操——擊退NG胸型、腹部贅肉、肩頸僵硬！》（暫譯）朝井麗華著／講談社

《變大了！罩杯激昇靠這本！天生是飛機場也有救！》金津久美著／ MEDIA FACTORY

《MACO老師的打造小臉美胸體操》MACO著／WANI BOOKS

《內衣的力量》（暫譯）平久保晃世著、園部浩子編／Hearst婦人畫報社

《桶谷式母乳哺育Q&A》（暫譯）桶谷式乳房管理法鑽研會編／主婦之友社

《美胸棉花糖計劃》戶瀨恭子著／BUNKA社

●本書介紹的各種方法，效果因個人體質等因素會有所差異。萬一使用後出現不適症狀，請立即停止並尋求專業協助。

●懷孕中、可能懷孕、高齡者、有特定疾病者、正在接受其他治療者，請事先請教醫生。

作者

北村珠希

2001年畢業於東京慈惠醫科大學醫學部。同年開始於東京慈惠醫科大學附設醫院服務，2008年轉至美容外科專業診所，2010年進入銀座みゆき通り美容外科。美容外科、整形外科暨抗加齡醫學醫生。擅長隆乳、乳頭與乳暈等手術。針對眾多女性的胸部煩惱，投入實現理想胸型的診察、治療與後續照護。

日文原書Staff

裝幀設計／塙 美奈（ME&MIRACO）
內文設計／小田有希
插畫／淺羽まりえ（PORTLAB illustration & design）
編輯協助／林 真理子
校對／PURESU有限公司
責任編輯／近藤沙緒莉（主婦之友infos）

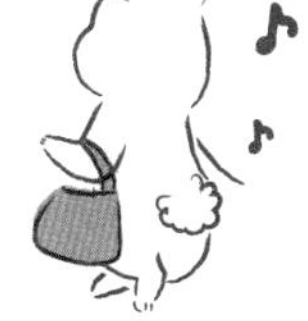

SMART LIVING養身健康觀 132

女性必知的乳房保健知識

美乳、豐胸、疾病預防完全手冊

作　　者／北村珠希
翻　　譯／瞿中蓮
發 行 人／詹慶和
執行編輯／陳昕儀
編　　輯／蔡毓玲．劉蕙寧．黃璟安．陳姿伶
執行美術／韓欣恬
美術編輯／陳麗娜．周盈汝
出 版 者／養沛文化館
發 行 者／雅書堂文化事業有限公司
郵政劃撥帳號／18225950
戶　　名／雅書堂文化事業有限公司
地　　址／新北市板橋區板新路206號3樓
電子信箱／elegant.books@msa.hinet.net
網址／www.elegantbooks.com.tw
電　　話／（02）8952-4078
傳　　真／（02）8952-4084

2020年9月初版一刷　定價300元

オトナ女子のためのおっぱいケア手帖

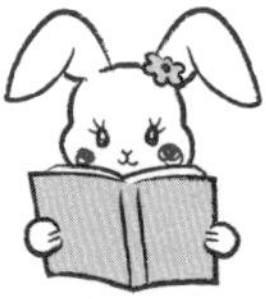

國家圖書館出版品預行編目資料

女性必知的乳房保健知識：美乳、豐胸、疾病預防完全手冊 / 北村珠希著 ; 瞿中蓮翻譯.
-- 初版. -- 新北市 : 養沛文化館出版 : 雅書堂文化發行, 2020.09
面；　公分. -- (養身健康觀 ; 132)
ISBN 978-986-5665-85-2(平裝)

1.乳房疾病 2.保健常識

416.235　　109011849

經銷／易可數位行銷股份有限公司
地址／新北市新店區寶橋路235巷6弄3號5樓
電話／（02）8911-0825
傳真／（02）8911-0801